新訂版 写真でわかる

訪問看護

アドバンス *Advance*

訪問看護の世界を写真と動画で学ぶ！

監修 **押川真喜子**
前 聖路加国際病院 訪問看護ステーション 所長
訪問看護ステーションこころ 管理者

インターメディカ

まえがき

　超高齢社会に突入し、2025年には団塊の世代が75歳以上の後期高齢者になり、国民の3人に1人が65歳以上、5人に1人が75歳以上になります。それに反して、医療の方向は、入院期間の短縮化や長期療養型病院の縮小に向かっています。このような現状から、今後、在宅医療や施設介護がますます必要とされ、そこに期待せざるをえません。そして国は、その期待に応えるための、さらなる在宅医療推進の方向での取り組みを検討しています。しかし、その期待に果たして応えられるような十分な体制が整えられるのか、在宅医療難民が出てくるのは必須ではないかとの危惧も否めません。

　そして、これからますます、在宅医療や施設介護の一端を担う訪問看護師の質の向上や、役割の拡大が求められてきます。しかし、現場においては、少人数制の訪問看護ステーションが多数を占め、質の確保のための研修などに十分参加できないジレンマも問題となっています。

　そのような現状を踏まえて、現場の実践に役立ててもらうための本を作成しましたが、今回は、DVDをWeb動画配信に切り換え、さらにバージョンアップを図りました。

　Web動画の内容として、「訪問看護とは：訪問看護の基本」「褥瘡のケア：予防とケア」「膀胱留置カテーテル：経尿道膀胱留置カテーテル、膀胱瘻カテーテル」「在宅経管栄養法：栄養チューブの交換」「在宅中心静脈栄養法：抜針・穿刺、輸液管理」「在宅人工呼吸療法（気管切開）：気管切開部の管理」「訪問リハビリテーション：リハビリテーション・メニューの立案」を盛り込みました。

　これらの動画により、さらに手技の動きが理解しやすくなると思います。

　また、この本の特徴として、患者さんおよびご家族の了解、ご協力のうえで、現場で撮影した写真を使用していることがあげられ、これまでの教科書とは一味違う、リアリティーのある本に仕上がっています。

　この本を、現在訪問看護を実践している方の手引書として、また、これか

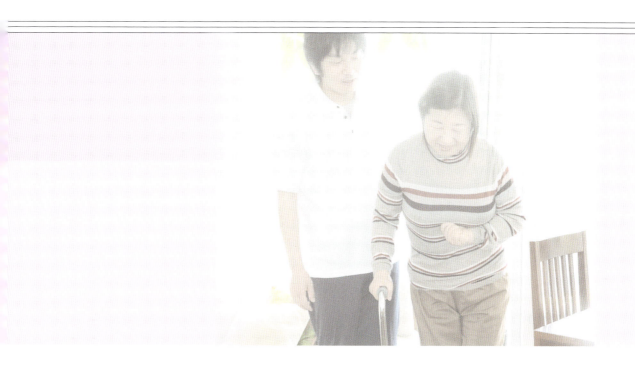

　ら訪問看護を始める方や看護学生の教材などに利用していただきたいと願っています。

　さらには、近年新たに、介護職の方々にも、状態の安定した患者さんに対する吸引や人工肛門のパウチ交換などの実施が認められる時代になりました。在宅だけでなく介護施設においても、医療依存度が高い患者さんを介護している現状があります。

　これからは、ますます在宅でのチームアプローチ・情報共有（医師、看護師、理学療法士、介護職、ケアマネジャー、薬剤師、歯科医師・衛生士など）が必要となります。その多職種協働をスムーズに現場でそれぞれの力を発揮するためには、訪問看護師やケアマネジャーが要となることが求められると思います。

　これらの現状から、看護職だけでなく介護職やケアマネジャーなどの皆さんへも、幅広くこの本を活用していただき、知識や技術の向上、現場での実践に、少しでも役立つことを期待しています。

　最後に撮影にご協力いただきました患者さん、ご家族の皆様に深く感謝いたします。

令和元年12月 吉日
押川 真喜子

新訂版 写真でわかる 訪問看護 アドバンス Advance
訪問看護の世界を写真と動画で学ぶ！

まえがき		2
CHAPTER1	訪問看護とは	8
	Web動画 訪問看護の基本	
CHAPTER2	訪問看護の基本手技	20
	●情報収集	21
	COLUMN 服薬管理	26
	●清潔への援助	27
	●褥瘡のケア	32
	Web動画 予防とケア	
	●膀胱留置カテーテル	42
	Web動画 経尿道膀胱留置カテーテル／膀胱瘻カテーテル	
	●在宅経管栄養法	52
	Web動画 栄養チューブの交換	
	●在宅中心静脈栄養法	66
	Web動画 抜針・穿刺／輸液管理	
	●在宅静脈注射	78
	●在宅酸素療法	84
	●在宅人工呼吸療法(マスク)	98
	COLUMN 慢性心不全患者の看護	110
	●在宅人工呼吸療法(気管切開)	112
	Web動画 気管切開部の管理	
CHAPTER3	訪問リハビリテーション	135
	●リハビリテーション・メニューの立案	137
	●定期訪問時のリハビリテーション	141
	●小児の訪問リハビリテーション	144
CHAPTER4	在宅における感染管理	147
CHAPTER5	在宅での苦痛緩和と看取り	158
参考文献		163

CONTENTS

EDITORS / AUTHORS

【監修】

押川真喜子　前 聖路加国際病院 訪問看護ステーション 所長
　　　　　　訪問看護ステーションこころ 管理者

【執筆】

押川真喜子　前 聖路加国際病院 訪問看護ステーション 所長
　　　　　　訪問看護ステーションこころ 管理者

西田　志穂　元 聖路加国際病院 訪問看護ステーション 副所長／久留米大学医学部看護学科 講師

中村　明美　元 聖路加国際病院 訪問看護ステーション 看護師

三宮由美子　元 聖路加国際病院 訪問看護ステーション 看護師

大友由香子　元 聖路加国際病院 訪問看護ステーション 看護師

川又　奈那　元 聖路加国際病院 訪問看護ステーション 看護師

吉川恵美子　元 聖路加国際病院 リハビリテーション科 理学療法士

前田　洋平　聖路加国際病院 リハビリテーション科 理学療法士

【動画出演】（掲載順）

桑原千加子　聖路加国際病院 訪問看護ステーション 副所長

橋本　恵子　聖路加国際病院 訪問看護ステーション 看護師

大友由香子　元 聖路加国際病院 訪問看護ステーション 看護師

川又　奈那　元 聖路加国際病院 訪問看護ステーション 看護師

佐々木佳子　聖路加国際病院 訪問看護ステーション 所長

塩入　真悠　聖路加国際病院 訪問看護ステーション 看護師

前田　洋平　聖路加国際病院 リハビリテーション科 理学療法士

名越　央樹　元 聖路加国際病院 リハビリテーション科 理学療法士

【協力施設】

聖路加国際病院

【撮影協力】

帝人在宅医療株式会社
コヴィディエン ジャパン株式会社
株式会社シルバーホクソン
株式会社坂本モデル
フィリップス・レスピロニクス合同会社

CHAPTER 1 訪問看護とは

CHAPTER 2 訪問看護の基本手技

CHAPTER 3 訪問リハビリテーション

CHAPTER 4 在宅における感染管理

CHAPTER 5 在宅での苦痛緩和と看取り

本書のWeb動画の特徴と視聴方法

「写真でわかる アドバンス」シリーズの動画が
Web配信でより使いやすく、学びやすくなりました！

Web動画の特徴

- テキストのQRコードをスマートフォンやタブレット端末で読み込めば、リアルで鮮明な動画がいつでも、どこでも視聴できます。
- テキストの解説・写真・Web動画が連動することで、「読んで」「見て」「聴いて」、徹底理解！
- Web動画で、看護技術の流れやポイントが実践的に理解でき、臨床現場のイメージ化が図れます。
- 臨床の合間、通勤・通学時間、臨地実習の前後などでも活用いただけます。

本書のQRコードがついている箇所の動画をご覧いただけます。

本文中のQRコードを読み取りWeb動画を再生。
テキストと連動し、より実践的な学習をサポートします！

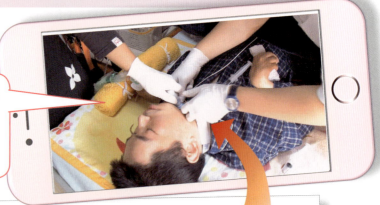

気管切開部の管理　2-9

気管切開部の観察を行い、ガーゼを交換する

気管切開部は、少なくとも1日1回はガーゼを交換し、観察を行う。
痰などで汚れた場合は、そのつど交換する。
手袋を着用して処置することが望ましい。

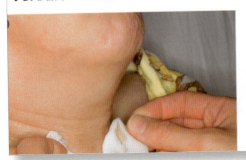
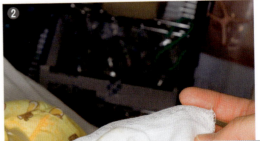

※無断で動画を複製・ダウンロードすることは法律で禁じられています。

Web動画の視聴方法

本書中のQRコードから、Web動画を読み込むことができます。
以下の手順でご視聴ください。

①スマートフォンやタブレット端末で、QRコード読み取り機能があるアプリを起動します。
②本書中のQRコードを読み取ります。
③動画再生画面が表示され、自動的に動画が再生されます。

URLからパソコン等で視聴する場合

QRコードのついた動画は、すべてインターメディカの特設ページからもご視聴いただけます。以下の手順でご視聴ください。

①以下URLから特設ページにアクセスし、下記のパスワードを入力してログインします。

> http://www.intermedica.co.jp/video/7802
> パスワード：z8afrn

※第三者へのパスワードの提供・開示は固く禁じます。

②動画一覧ページに移動後、サムネールの中から見たい動画をクリックして再生します。

閲覧環境

- iOS搭載のiPhone／iPadなど
- Android OS搭載のスマートフォン／タブレット端末
- パソコン（WindowsまたはMacintoshのいずれか）

・スマートフォン、タブレット端末のご利用に際しては、Wi-Fi環境などの高速で安定した通信環境をお勧めします。
・インターネット通信料はお客様のご負担となります。
　動画のご利用状況により、パケット通信料が高額になる場合があります。パケット通信料につきましては、弊社では責任を負いかねますので、予めご了承ください。
・動画配信システムのメンテナンス等により、まれに正常にご視聴いただけない場合があります。その場合は、時間を変えてお試しください。また、インターネット通信が安定しない環境でも、動画が停止したり、乱れたりする場合がありますので、その場合は場所を変えてお試しください。
・動画視聴期限は、最終版の発行日から5年間を予定しています。なお、予期しない事情等により、視聴期間内でも配信を停止する場合がありますが、ご了承ください。

QRコードは、(株)デンソーウェーブの登録商標です。

CHAPTER 1 訪問看護とは

訪問看護と病棟看護の大きな違いは、
まず"看護師が一訪問者であること"。
ひとりの人間として、患者さんや家族の生活歴、
価値観、倫理観、死生観などに謙虚に耳を澄ませ、
感性を研ぎ澄ませて、心の声を聴こう。
一方、医療者もひとりの人間であり、万能ではない。
自分の限界も見極めつつ、
相手に自分の価値観を押し付けることなく、
柔らかな1歩を踏み出そう！

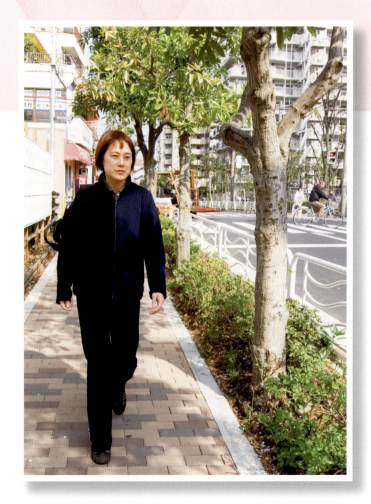

訪問看護とは

訪問看護師は、あくまで"訪問者"。
マナーをわきまえた行動が信頼につながる

訪問看護師は、病室ではなく、患者さんと家族の生活の場を訪れるひとりの訪問者。
他人の家を訪れる者として、まずマナーをわきまえた態度・行動が求められる。

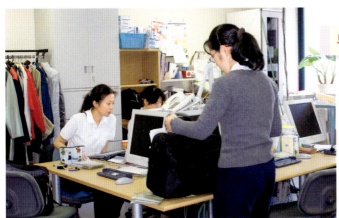

早朝、訪問看護師の1日が始まる

早朝、看護師は出勤とともに、今日訪問する患者さんの情報を確認。必要物品を訪問かばんに詰め込む。
訪問看護師の看護の場は、病院の外。
忘れ物があると、予定通りのケアができない。ふくらんだ訪問かばんをもう1度、点検する。

今日は自転車で、訪問に出発！

訪問看護師の移動手段は、徒歩、自転車、距離が遠い場合は電車など。夜間、地域によってはまれにタクシーが用いられる。
同僚と挨拶をかわし、今日も元気に出発！
移動時に交通ルールを守り、事故に気をつけることも大切な心構えとなる。

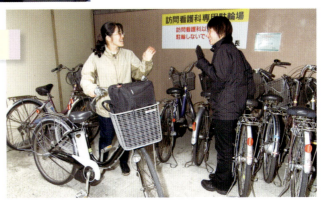

訪問は挨拶に始まり、挨拶に終わる

訪問時はもちろんのこと、訪問終了時にも、ご家族と患者さんにていねいに挨拶をする。
「おはようございます」
「こんにちは。よろしくお願いします」
「失礼いたします」
挨拶は看護の始まりであり、看護の区切りである。

脱いだ靴をそろえるのは基本マナー

玄関で脱いだ靴をそろえるのは、人としての基本マナー。マナーを守ることが、訪問先のご家族や患者さんの信頼を得る第一歩となる。

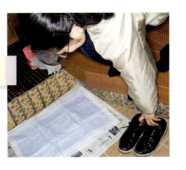

CHAPTER 1

フィジカルアセスメントを看護師自らが的確に行う必要がある

近くに医師のいない訪問看護の現場では、看護師の判断が
患者さんの苦痛を緩和したり、治療方針を決定する重要な情報となる。

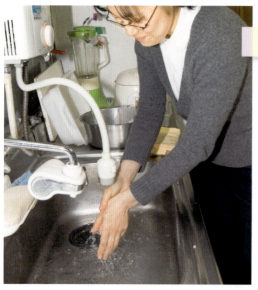

ケアの開始前に、必ず手洗いを

ケアの前後に手洗いを行うことは、病棟看護と変わらぬ看護の基本。家族に手洗い場を確認し、許可を得て利用する。

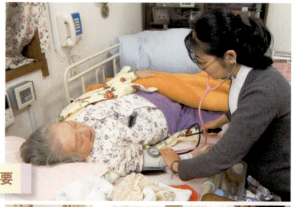

幅広い年齢層に対応する広範な知識が必要

訪問看護の対象は、小児から高齢者まで幅広い年齢層に及び、ケアの内容も先端技術の提供からカウンセリングまで多岐にわたる。訪問看護でフィジカルアセスメントを適切に行うには、広範な知識・技術を身につける必要がある。

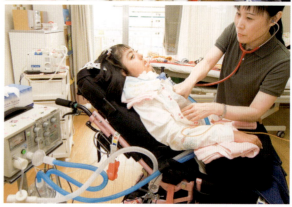

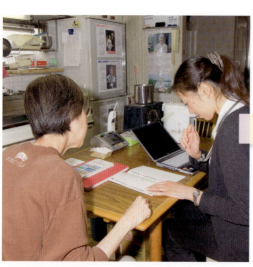

アセスメントには、家族からの情報も重要

適切にフィジカルアセスメントを行うには、24時間、患者さんをみている家族（介護者）からの情報が不可欠。
在宅療養ノートなどをつけてもらい、訪問日以外の日常の状況を把握するのもよい方法である。

精神面でのアセスメントも行い、多面的に援助していく

患者さんだけでなく、家族（介護者）の不安や精神的負担も含め、注意深く観察する。
数回の訪問で結論をくださず、柔軟に、多面的にとらえていく姿勢が求められる。

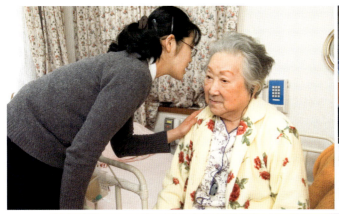
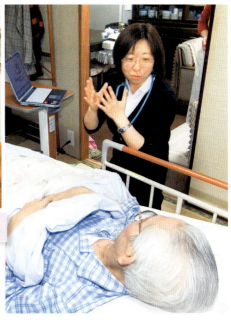

精神的にも多面的にとらえ、注意深く観察！

患者さんは在宅での継続治療に満足しているのか？
不満やストレスがあるとしたらその原因は何なのか？
家族の不安や精神的負担、不満や要望はないか？

在宅療養を継続するには、介護力のアセスメントが不可欠

家族や介護者の介護能力、介護の負担、在宅療養を続けられる状態なのか
どうかを常にアセスメントする必要がある。

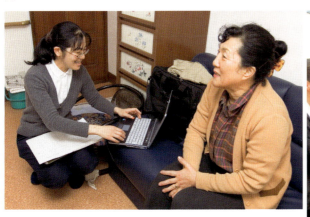
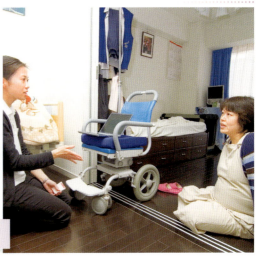

コミュニケーションの中でアセスメント

"介護力"をアセスメントするには、理解力があるか、介護にどれくらいの時間がかけられるか、
介護に対する意欲はどうかといった点をみる。自然なコミュニケーションの中で、把握していく。

CHAPTER 1

訪問の頻度は、状況に応じて査定し、変更していく

訪問の頻度は、初回面接時や初回訪問時に決定する。
ただし、在宅療養の経過、状況の変化とともに、訪問頻度を査定し、変更していく必要がある。

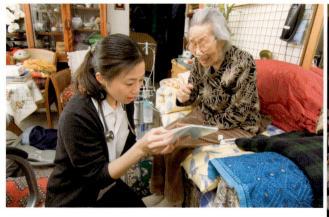
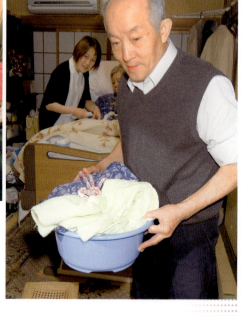

訪問看護師は、在宅療養のコーディネーター

訪問看護師は、患者さんと家族の幸せを最優先に考え、多角的に検討、調整を行う。
社会資源の活用、社会的入院や再入院の必要性などを総合的に検討し、調整していく。

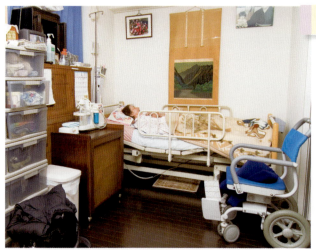

社会的入院や再入院を検討

介護の負担に限界を感じたり、病状が悪化した場合、社会的入院や再入院を検討する場合がある。緊急性や患者さんと家族（介護者）の希望などを総合的に判断する。

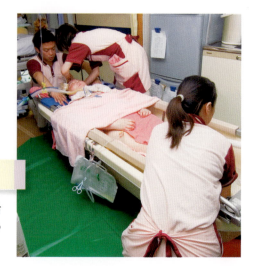

社会資源の活用をアドバイス

介護が大きな負担になっている場合など、社会資源の活用を助言する。例えば、訪問入浴サービス、ヘルパーの派遣、ショートステイ、デイケアの利用などである。

訪問看護師には、
幅広く多様な役割が期待される

訪問看護師には、通常看護師が行うケアや処置以外に、さまざまな役割が期待されている。
リハビリテーションを行ったり、場合によっては、人工呼吸器の管理・使用法を指導するため、
多岐にわたる知識・技術の向上が必要である。

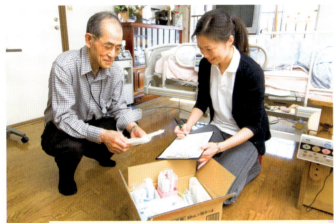
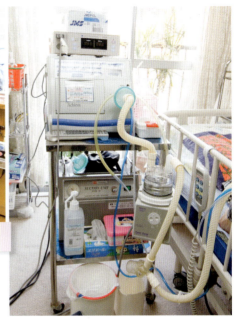

訪問看護師の役割は、多様で幅広い

訪問看護師の役割は、実に多岐にわたる。例えば、高カロリー輸液の管理から、必要物品の在庫チェックや受注までといった幅広い役割が求められる。

介護指導は"マニュアル通り"より、
状況に合わせて柔軟に

在宅療養の場では、マニュアル通りにいかないことが数多く発生する。
介護の実際、状況に合わせて対処する柔軟な姿勢が求められる。

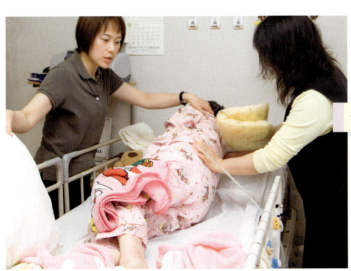

介護者の状況に合わせた指導を

「褥瘡予防の原則は、2時間ごとの体位変換」であっても、ひとりで介護を担う家族に強要すれば、寝る時間さえなくなってしまう。
介護の状況に合わせた個別的な方法を指導、コーディネートする。

CHAPTER 1
質の高い在宅療養を実現するには、多職種との連携が重要

医師、他施設の訪問看護師、ケアマネジャー、薬剤師、介護職、理学療法士、作業療法士、言語聴覚士、医療ソーシャルワーカーなどとの連携が重要である。

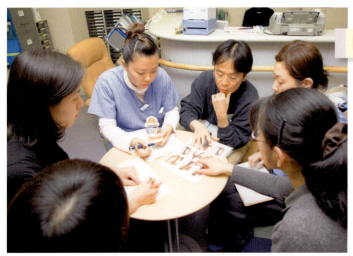

医師との連携

質の高い医療を提供することを共通目標に、医師と十分に話し合うことが必須。互いの役割分担、責任範囲を明確にする。
写真のように、在宅療養では歯科医師や歯科衛生士との連携も行っている。

歯科チームの訪問

自ら歯科を受診できない患者さんが多い在宅療養では、歯科治療は大きな課題である。近年、写真のように歯科チームが訪問看護師に同行し、治療を行うケースも増えてきている。

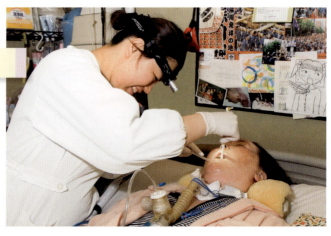

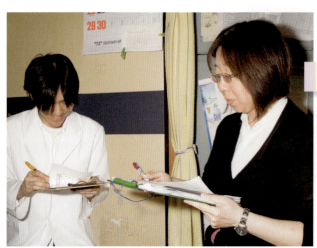

さまざまな職種との連携

患者さんのニーズに応じて、さまざまな職種と役割分担、情報交換をし、適切な連携をとることが大切である。
例えば、リハビリテーションのニーズが高いにもかかわらず、理学療法士が十分に配置されていない場合は、プログラムの作成など専門的アプローチが必要な場面で連携をとるなどの方法が考えられる。

退院調整においても、さまざまな連携が必要になる

病院から在宅への移行時、退院調整においても、
訪問看護師と医師・病棟看護師・退院調整看護師・ソーシャルワーカーなどとの連携が重要である。

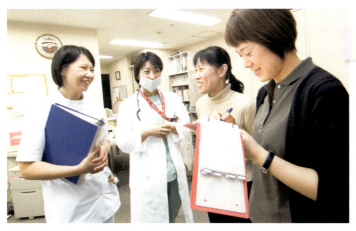

医師との連携

担当医に患者さんの病状、治療経過、予後、在宅での継続医療の内容を確認する。在宅医療に移行していくための第一歩である。
在宅での継続治療が可能か、安定した療養生活が可能かなどを検討するうえでも不可欠な基本的な情報となる。

病棟看護師との連携

患者さんの退院前に病棟を訪問し、担当看護師から患者さんの家族背景、ADL、患者さんや家族の性格、必要なケア、退院指導の内容などを聞く。
介護力を把握し、社会資源の活用など、在宅療養をコーディネートするために不可欠の情報である。

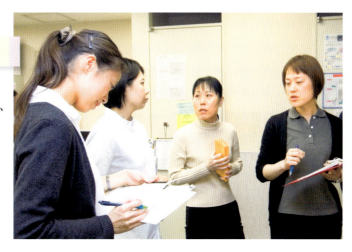

患者・家族との面接

退院前に患者さんや家族と面談し、在宅療養に向けての問題点の整理、訪問看護システムの説明などを行う。
まず、挨拶・自己紹介を行い、患者さんと家族が退院に向けて不安に思っていることなどを尋ねる。
パンフレットや契約書類を持参し、訪問看護の役割、料金などについて明確に説明する。

CHAPTER 1

訪問看護の基本理念は、自立支援・自己決定に基づくQOLの向上

訪問看護は、患者さんと家族のセルフケアを支援し、自己決定をサポートすることで、患者さんと家族のQOLの向上を目指すことがその使命である。
さらに、人としての尊厳、ノーマライゼーションの実現などを認識することが重要である。

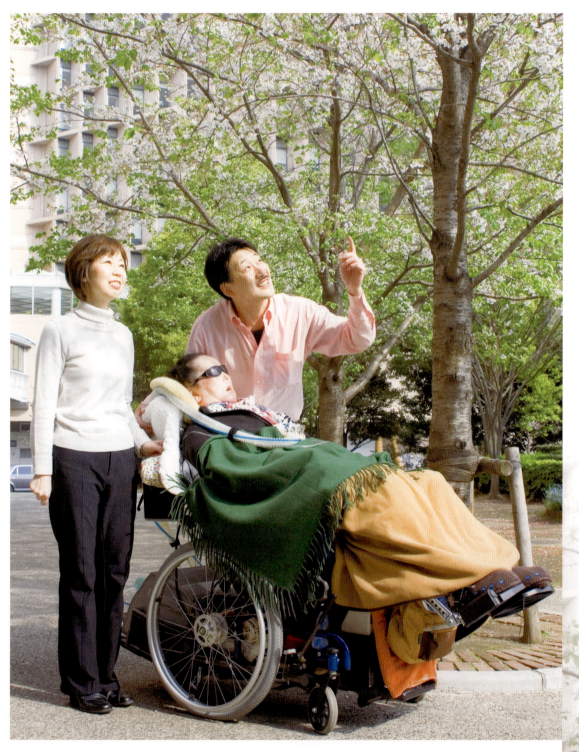

訪問看護とは

セルフケアと自立支援

在宅での療養は、24時間、いつでも医療者が対応できる病院とは異なり、患者さんと家族（介護者）による自己管理が基本となる。

たとえ医療機器を装着していても、医療処置が必要であっても、障害があっても、残された機能を生かし、自立に向けての援助が必要である。

そのためには、訪問している間だけでなく、次に訪問するまでの期間に、安全で安楽に過ごせるよう対応する。起こりうる問題までも見越した指導が、セルフケアの実現、自立支援につながっていく。

自己決定とインフォームドコンセント

患者さんと家族（介護者）の自己管理が基本となる在宅医療では、病院での医療以上に、自己決定がなされることが重要である。

例えば、病状が変化した時など、インフォームドコンセントを十分に行い、今後の治療方針やケアについて、患者さんと家族に自己決定を促していく。この際、高齢者や認知症で自己決定が困難な場合は、家族による代理決定にゆだねられる。患者さんが自己決定できたなら、どう望んだかを十分配慮しつつ、家族自身も後悔しない決定となるようサポートしていく。

患者・家族のQOLの向上

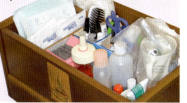

訪問看護、在宅医療が目指す目標は、患者さんと家族の生活の質・人生の質（QOL）の向上である。
QOLは、その人それぞれの人生観、価値観に基づいており、個々によって異なる。
訪問看護師は、患者さんと家族の生活歴、家族歴、価値観、倫理観、死生観などを理解し、自己決定と自立支援を通じて、QOLの向上を目指すことが大切である。

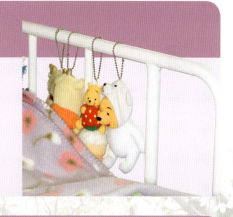

人権の尊重、信頼関係の構築

日本国憲法は、基本的人権の保障（11条）、生存権および社会保障（25条）で人権の尊重をうたっている。
日本看護協会の「看護者の倫理綱領」では、「看護者は人間の生命、人間としての尊厳及び権利を尊重する」「看護者は、対象となる人々との間に信頼関係を築き、その信頼関係に基づいて看護を提供する」「看護者は、対象となる人々への看護が阻害されているときや危険にさらされているときは、人々を保護し安全を確保する」と規定される。
訪問看護の場では、"人の尊厳を守り、信頼関係を築く"姿勢が、より鮮明に求められている。

ノーマライゼーションの実現

ノーマライゼーションは、1950年代に北欧で精神障害者を対象に提唱された。
その後、米国などで社会的弱者と社会との関係、あり方として発展し、推進されてきた社会福祉思想の1つである。

ノーマライゼーションとは「個人も社会も、ハンディキャップをもっているのは正常なことである」という考え方である。
障害があっても当たり前の生活が継続できるよう支援することが大切となる。

CHAPTER 1

CHECK!

訪問かばんの中身
訪問かばんに入っている物品をチェックしてみよう！

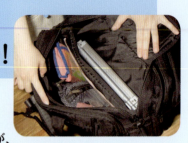

訪問看護師のかばんの中には、どんなものが詰め込まれているのだろう。実は、次に紹介するさまざまな医療器具、ケア用品が、コンパクトに収納されている。

必ず持っていく物品

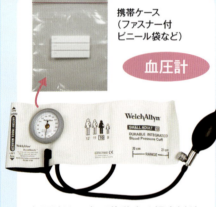

血圧計

携帯ケース（ファスナー付ビニール袋など）

血圧計は、車で移動する場合以外、軽いものが携帯に便利である。

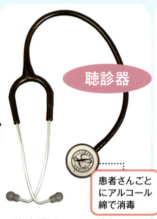

聴診器

患者さんごとにアルコール綿で消毒

聴診器は、フィジカルアセスメントに必須。

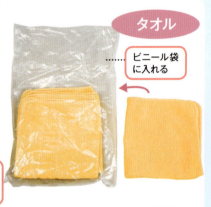

タオル

ビニール袋に入れる

使い捨てのペーパータオルが理想。1件につき1枚を用意する。

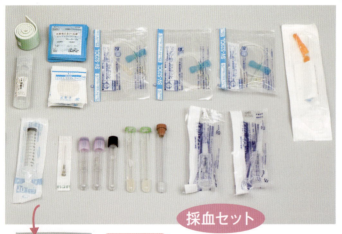

採血セット

セットごとにまとめて携帯ケース（ファスナー付ビニール袋など）に

採血セットや採痰キットは、検査によるスクリーニングが必要になった際に必須。

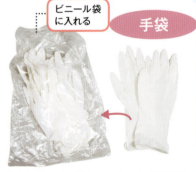

手袋

ビニール袋に入れる

スタンダードプリコーションに基づき、自分自身を守るために使用する。

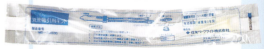

採痰キット

―― 訪問看護とは

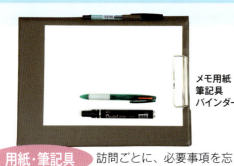

用紙・筆記具 — メモ用紙 筆記具 バインダー
訪問ごとに、必要事項を忘れないようにメモする。

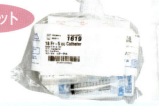

処置セット
その日に必要な処置セットを用意する。写真は膀胱留置カテーテル交換のセット。予備を患者宅に置いておくとよい。

持っていくと便利な物品

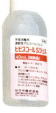

アルコールジェル
手指消毒用速乾性アルコールジェルを処置の合間に使用すると便利である。

カメラ — デジカメ、ポラロイドカメラ
褥瘡や皮膚疾患を写し、専門家へも相談を。

ニッパー
爪切りにも使用できる。

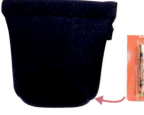

パルスオキシメーター
計測値はあくまで参考値。数値に惑わされないよう注意。

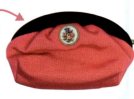

潤滑剤
摘便など、急な処置に使用する。

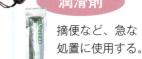

巻尺など — 巻尺、ノギス、ペンライト

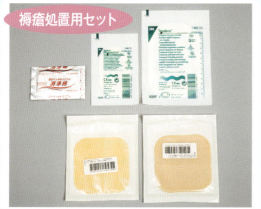

褥瘡処置用セット
急に発生した褥瘡に使用する。

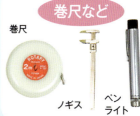

ノートパソコン
電子カルテシステムと連動して活用。

プライベートな物品
お金は万一の際に備え、持参する。そのほか、歯ブラシセット、飲料水などを携帯すると便利である。

CHAPTER 2 訪問看護の基本手技

患者さんの生活の場、自宅で看護を行うには、
病棟での看護とは異なるさまざまな工夫が求められる。
例えば、体位変換や膀胱留置カテーテル挿入などの際、
ベッドの配置によっては、
実施しやすい側からケアを行えるとは限らない。
タオルや紙オムツなどの物品も、経済的負担を考慮し、
使用できる枚数が限られてくる。
限られた条件の中で、患者さんと家族(介護者)の
意向を尊重し、臨機応変の対応が必要になる。

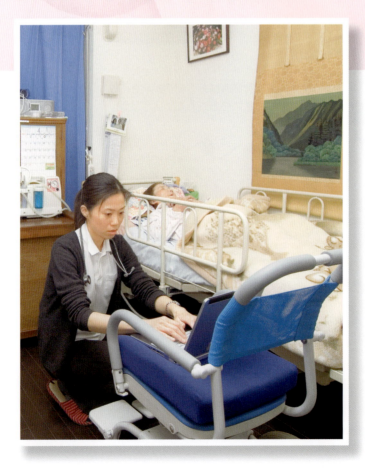

CHAPTER 2 訪問看護の基本手技

情報収集

在宅療養中の患者さんは、24時間医療者が不在の環境に置かれている。
訪問日以外の患者さんの状態を把握し、的確に対応するには、
在宅療養ノート、患者さんと家族（介護者）からの情報収集、
フィジカルアセスメントが大切である。

目的
1. 身体・精神状態を判断するための情報を得る。
2. 訪問日以外の患者さんの状況を把握し、点と点である訪問看護を一貫性のあるものにする。

適応
- 訪問するすべての患者さんに必要である。

在宅でのポイント
1. 家族や介護者に、在宅療養ノートをつけてもらう。
2. 患者さんと家族（介護者）から、情報収集を行う。
3. フィジカルアセスメントを的確に行う。
4. 電話相談を活用する。
5. すべてはコミュニケーションから始まる。コミュニケーションが良好であれば、情報収集もスムーズである。

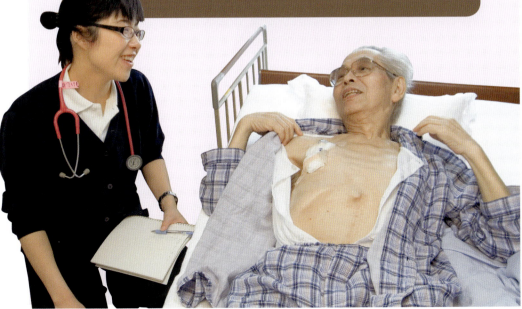

CHAPTER 2

在宅療養ノートや看護記録から、的確に状況を把握

在宅療養ノートや訪問看護記録を活用し、
直接ケアを行った日以外の患者の状況を把握しておく必要がある。

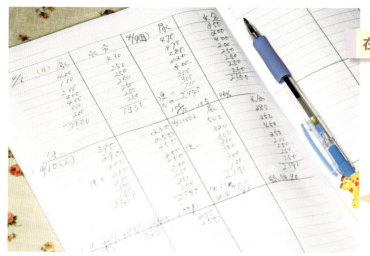

在宅療養ノートの活用

家族や介護者に観察ポイントやノートのつけ方をアドバイス。日々の状態をノートにつけていただくとよい。

POINT
- 患者・家族（介護者）と訪問看護師だけでなく、医師、ヘルパー、理学療法士など、多職種間の連携に役立つ。

カレンダーを活用

在宅療養ノートの記録が負担になる場合もある。カレンダーの中に簡単なメモをつけるのもよい方法である。

POINT
- 介護者の状況に応じ、観察・記録項目を絞り込むとよい。

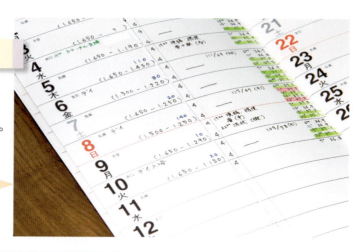

訪問看護記録を確認

その日の訪問で実施したアセスメント、ケア、処置内容を記録する。この記載が、次の訪問につながる重要な情報となる。

POINT
- 経過をフォローするだけでなく、チームで情報を共有することができる。

訪問看護の基本手技

患者・家族からの情報収集、チームカンファレンスにより理解を深める

患者さんや家族（介護者）とコミュニケーションをとり、直接情報を得ることが大切である。
この際、家族の中でだれが最も的確な情報の提供者であるかを把握しておく。

患者さんから情報収集

在宅療養ノートや看護記録から状況を把握するだけでなく、直接、患者さんと顔を合わせ、様子を聞くことが大切である。

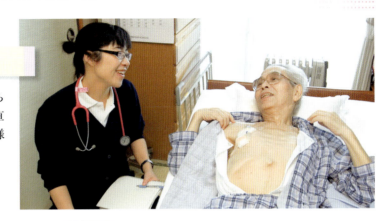

家族から情報収集

会話を通して、家族や介護者から直接、患者さんの状態、介護の状況などをうかがう。

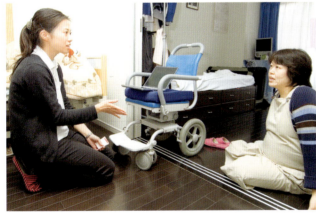

POINT
- 家族（介護者）の訴えをまずは受容的に受け止め、共感の言葉、ねぎらいの言葉をかけることが大切。
- 必要に応じて対応策をアドバイスする。

チームカンファレンス

チームカンファレンスで情報を共有。より質の高い看護の提供を目指し、ディスカッションを行う。

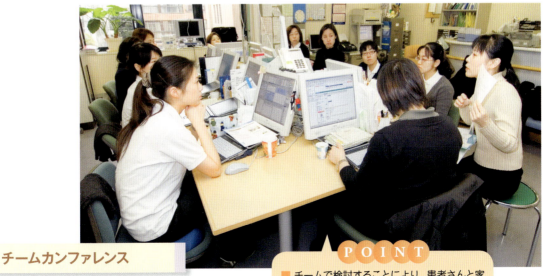

POINT
- チームで検討することにより、患者さんと家族（介護者）への理解を深めるとともに、ケアや処置内容をよりよく見直すことができる。

CHAPTER 2

バイタルサイン測定は、客観的情報収集。フィジカルアセスメントを的確に行う

バイタルサインをはじめとし、視診・聴診・触診・打診を駆使して、的確なフィジカルアセスメントが実施できるよう努める。

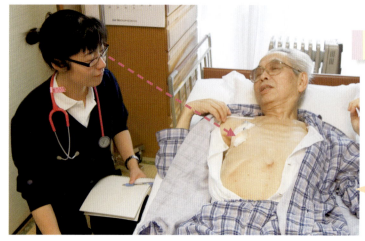

視診は観察のポイントを整理

視診は漠然とみるのではなく、観察のポイントを整理しておく。
意識状態、精神状態なども含め、情報を整理していく。

POINT
- 個々の患者さんの状態によって、観察ポイントが異なる。

呼吸音、心音、腹部の音を聴診

聴診器を当て、呼吸音、心音、腹部の音を聴き、異常の有無を判断する。

POINT
- 不必要な露出を避け、保温に気をつける。
- 特に冬は、聴診器を温めておく。

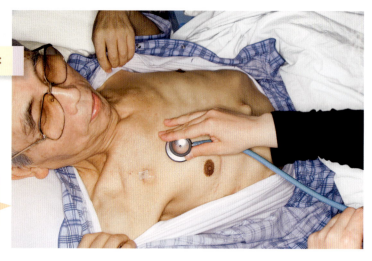

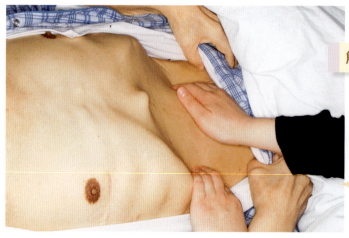

触れることで、変化を把握

患者さんに手で触れることで、皮膚を通して身体各部の特徴を理解し、身体的変化を把握する。

POINT
- 患者さんに触れる前に手を温める。
- 患者さんの表情や反応、痛みの程度などを尋ねながら進める。

訪問看護の基本手技

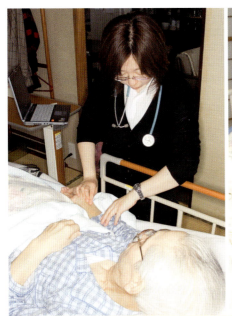
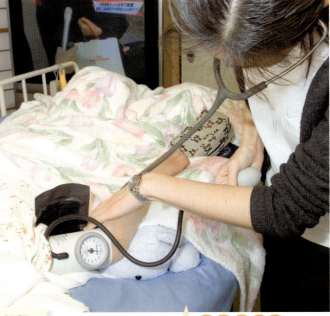

基本的バイタルサインから状態を把握

呼吸数・脈拍・血圧・体温・意識レベルといった、基本的なバイタルサインを測定。患者さんの状態を把握する。

POINT
- バイタルサインから、その日の状態を把握する。
- これまでの経過を踏まえて検討し、患者さんの変化を把握する。

CHECK!
電話相談を有効に活用

在宅療養では、例え患者さんの状態が変化しても、看護師・医師が直ちに駆けつけることができない。
患者さんと家族（介護者）の自己管理力に負うところが大きい。これをカバーするには、電話相談を有効に活用することである。

そのためには、24時間の連絡体制を整えることが、患者さんと家族の安心につながる。

電話相談の活用法について、次のような点を日頃から患者さんと家族（介護者）に指導する。
■ どんな時に電話相談が必要なのか。
■ どんな点を観察し、電話で伝えたらよいのか。

写真のように連絡先を常時掲示しておくと、緊急時にもあわてずに対処できる。

訪問看護を受けている患者様へ

連絡先：聖路加国際病院　訪問看護ステーション
電　話：03－5550－7042（直通）
受付時間：月～金、午前8：00～午後5：00
留守番電話になっている場合は、お名前・メッセージを入れてください。後ほどこちらからご連絡いたします。

★緊急時、または上記以外の時間、土・日・祝日は、
① 070－6444－××××
② 070－6444－××××

　①に連絡がつかない場合は、②にご連絡ください。

★来院時は、保険証・診察カードをお持ちください。
＜寝台車の手配＞
東京消防庁　民間救急コールセンター　0570－039－099
〒104-8560
東京都中央区明石町9-1
聖路加国際病院1号館2階
聖路加国際病院　訪問看護ステーション

CHAPTER 2　訪問看護の基本手技　●情報収集

CHAPTER 2
COLUMN

服薬管理
毎日、確実に服薬できるよう、
カレンダーやボックスを活用しよう

患者さんが毎日確実に服薬できるよう、
"服薬カレンダー"や"服薬ボックス"を活用するとよい。
1週間分の内服薬を訪問看護師が、朝・昼・夕と分けてセットする。
患者さんや家族（介護者）が忘れずに内服できるだけでなく、
訪問日には看護師が、内服状況を確認することができる。

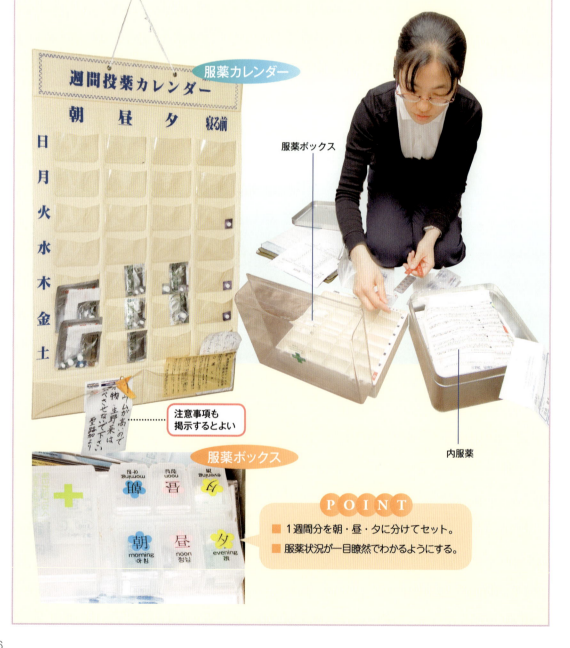

服薬カレンダー

服薬ボックス

内服薬

注意事項も掲示するとよい

服薬ボックス

POINT
- 1週間分を朝・昼・夕に分けてセット。
- 服薬状況が一目瞭然でわかるようにする。

CHAPTER 2 訪問看護の基本手技

清潔への援助

在宅療養で、全身清拭や陰部洗浄、手浴・足浴、洗髪といった清潔への援助を行う際は、家庭にある物品を用い、家族（介護者）の負担を最小限にして、同時に十分な援助と患者さんの満足が得られるよう工夫することが大切である。

目的
1. 清潔を維持することで、感染を防止する。
2. 全身清拭や陰部洗浄の際、観察を行って、状況把握、および異常の発見に努める。
3. 患者さんに爽快感を与える。

適応
- 訪問するすべての患者さんに必要である。

在宅でのポイント
1. 自宅にある身近な物品を利用して、ケアを行う。
2. 介護の労力や経済性を考慮し、タオルや紙おむつなどを使いすぎないよう注意する。
3. 患者さんや家族（介護者）と会話をしながらケアを行うことで、コミュニケーションのよい機会となる。
4. 家族（介護者）に手伝ってもらいながらケアを行うことで、指導のよい機会となる。
5. ケアの実施は、観察のよい機会となる。

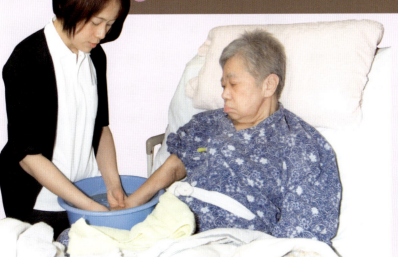

CHAPTER 2

全身清拭、手浴・足浴で、お風呂に入れない患者さんも気分爽快！

お風呂に入れない患者さんには、全身清拭、手浴・足浴を提供。
清潔を保ち、爽快感を味わっていただく。

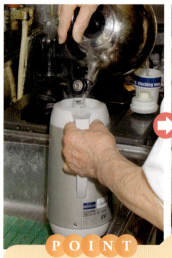

タオルは湯で絞るか、電子レンジを活用

清拭に用いるタオルは、湯で絞るか、もしくは水で絞ってビニール袋に入れ、電子レンジで温める。

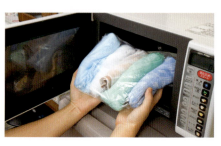

POINT
- 家族（介護者）に、洗面器またはバケツに湯を用意してもらう。
- 電子レンジを使用するかどうかは、家族と相談する。

手浴・足浴で入浴気分

手浴・足浴は、垢を落とす絶好の機会。同時に、手足だけでも湯につけることで、体が温まり入浴気分を味わえる。

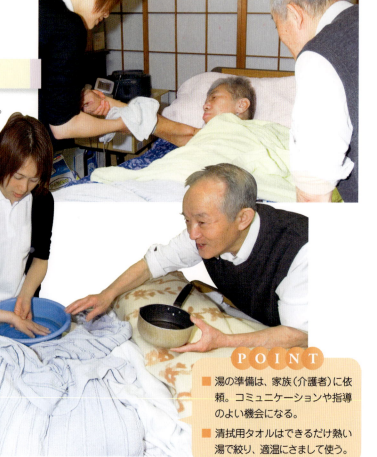

POINT
- 湯の準備は、家族（介護者）に依頼。コミュニケーションや指導のよい機会になる。
- 清拭用タオルはできるだけ熱い湯で絞り、適温にさまして使う。

訪問看護の基本手技

家庭にある物品を用いて、洗髪を実施。
簡易洗髪器で、スムーズに

洗髪は、家庭にある物品を用いて行う。
患者さんの襟元やシーツをぬらさず、短時間にスムーズに行うのがポイント。

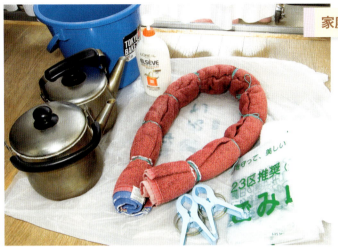

家庭にある物品で、簡易洗髪器を作成！

バスタオルを丸めてひも、またはゴムで固定。U字形にしてビニール袋に入れると、"簡易洗髪器"の完成。バケツ、やかん、Yばさみなど、家庭にある物品で、洗髪を行う。

必要物品

1. 簡易洗髪器（バスタオル・ひも、または輪ゴム・大判ビニール袋・Yばさみ）
2. バケツ
3. やかん、またはペットボトルなど（湯を入れる）
4. シャンプー
5. タオル（バスタオル、普通のタオル）

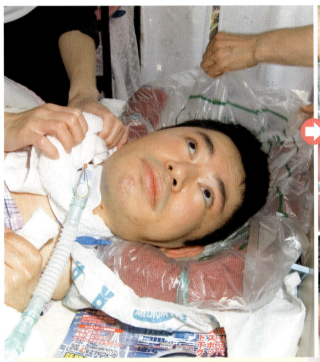
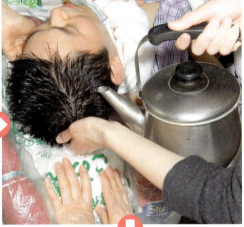
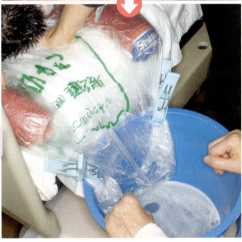

周囲をぬらさずに、実施するのがポイント

患者さんの首にタオルを巻き、湯が背中に回らないようにする。簡易洗髪器の下に紙おむつやビニールを敷くと、周囲をぬらさずに洗髪できる。湯はやかんやペットボトルで頭にかけ、簡易洗髪器のビニールで、バケツ内に誘導する。

CHAPTER 2

陰部洗浄は、空き容器を活用して、手早く、頻回に実施したい

お風呂に入れない患者さんや、おむつを使用している患者さんには、毎日、陰部洗浄を行う。

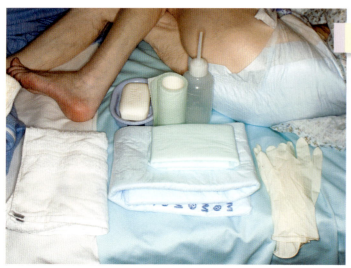

おむつをしている場合は頻回に

患者さんがおむつを使用している場合は、1日1回、また排便ごとに陰部洗浄を行う。石けんを泡立てて洗い、微温湯で洗い流す。

必要物品

1. 石けん
2. 洗浄ボトル（微温湯）
3. トイレットペーパー
4. タオル（下用と書いて区別）
5. 紙おむつ
6. 手袋

紙おむつと空き容器を活用

陰部洗浄を行う際には、紙おむつを敷いて洗浄液を吸収するとよい。また、洗浄ボトルは、ペットボトルのふたに穴を開けたり、洗剤容器を活用すると便利である。

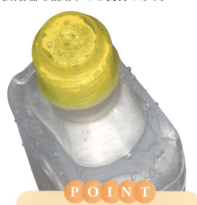

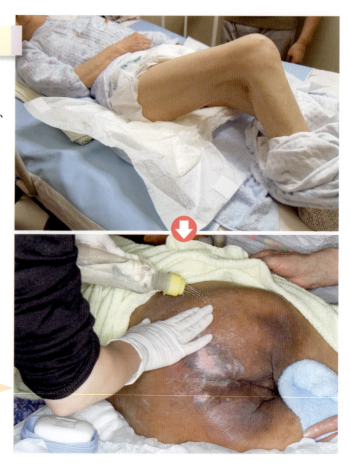

POINT
シャワーボトルを作成
- ペットボトル（500mL）のふたにキリで穴を数箇所開け、シャワーボトルとして使用する。
- 陰部洗浄時は、スタンダードプリコーションに基づき、手袋を装着する。

訪問看護の基本手技

口腔ケアは、介護者が毎日実施できる方法をアドバイス

口腔ケアは、口腔内の評価や介護力に応じて、家族（介護者）が毎日実施できる方法を指導する。

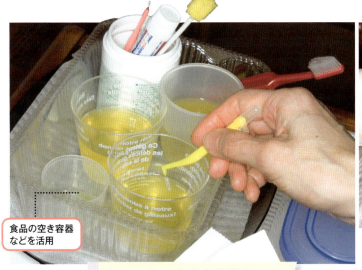

食品の空き容器などを活用

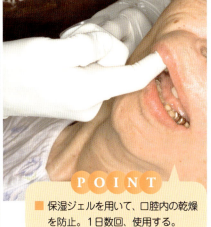

POINT
- 保湿ジェルを用いて、口腔内の乾燥を防止。1日数回、使用する。

ケア用品、方法を具体的に

歯ブラシ、歯間ブラシ、スポンジブラシなどの選択、洗浄剤の選択など、口腔ケアの方法を具体的に指導する。歯科衛生士からのアドバイスも有効である。

入浴サービスを活用したり、介助を行って、お風呂でリフレッシュ！

お風呂に入れる患者さんには、状態や介護力に応じて、入浴介助を行う。

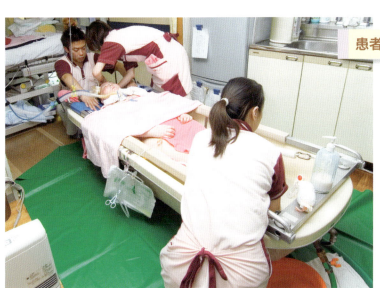

患者さんの状態に合わせて介助

患者さんの状態や介護力に応じて、ヘルパーや訪問看護師による入浴介助や、訪問入浴サービスを利用する。清潔を保つだけでなく、気分もリフレッシュする。

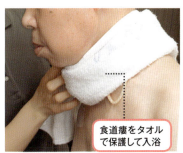

食道瘻をタオルで保護して入浴

CHAPTER 2 訪問看護の基本手技

褥瘡のケア

看護師は、訪問時に褥瘡の状態はもちろん、
患者さんの状態をトータルに把握してアセスメント。
家族（介護者）へのケア方法の指導、ケア目標の変更、医師や
WOCナースとの連携によるケア方法の検討などを実施していく。

目 的
● 褥瘡の痛みや創部感染による全身状態の悪化、治癒に要する介護負担の増大を、予防もしくは最小限にする。

適 応
● 訪問するすべての患者。
特に、身体の可動性や活動性の低下がみられる場合。

在宅でのポイント

1. 訪問時に的確な観察、状態のアセスメントを行う。
2. 体圧分散用具の導入など、予防措置を早めに行う。
3. 介護力を評価し、個々に合った指導を行う。
4. 医療者が頻回に観察できないため、安全で確実なケア方法を選択する。
5. 患者さんの状態や家族（介護者）の負担を考慮し、ケア目標の変更（"治癒"から"感染防止"へなど）、訪問頻度の査定を行う。
6. 主治医、専門医、WOCナースとの連携が大切である。
7. 在宅ケアでは、診療材料が自費となる場合もあるため、経済面の考慮、社会資源の活用が必要である。

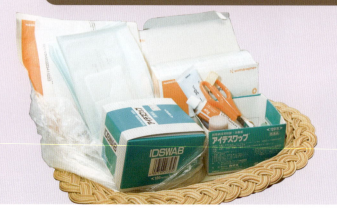

訪問看護の基本手技

訪問時に、客観的情報を収集。
褥瘡の状態を記録し、アセスメント

訪問時には、褥瘡の客観的情報を収集して記録する。
継続したケアを行うためにも、アセスメントを行うためにも、共通のツールによる
観察、記録が重要である。

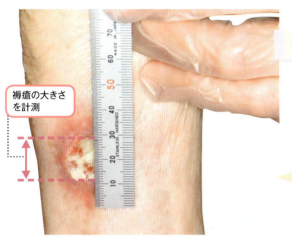

褥瘡の大きさを計測

褥瘡の大きさ、深さ、状態を観察

褥瘡は大きさ、深さ、滲出液の量や性状、悪臭の有無、皮膚の発赤の有無、壊死組織の有無を観察する。この際、NPUAPの分類（p32参照）を用いることが多い。

POINT
- 褥瘡の大きさは、ものさしなどで計測する。
- 褥瘡の深さは、NPUAPの分類（p32）を参照して、観察・記録する。

褥瘡の記録に、写真を活用

訪問時に、デジタルカメラで褥瘡を撮影するとよい。写真は、チームカンファレンスで検討したり、WOCナースや医師に相談する際、客観的で有用な情報になる。

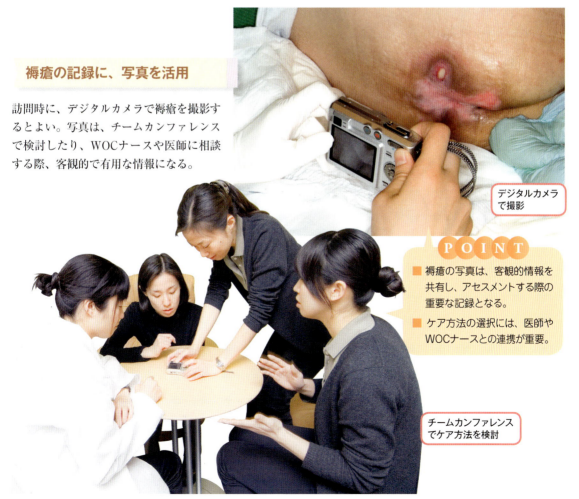

デジタルカメラで撮影

POINT
- 褥瘡の写真は、客観的情報を共有し、アセスメントする際の重要な記録となる。
- ケア方法の選択には、医師やWOCナースとの連携が重要。

チームカンファレンスでケア方法を検討

CHAPTER 2

■褥瘡の分類（NPUAP分類）

分類	I度	II度	III度	IV度
褥瘡の外観	（発赤）	（水疱） （表皮剥離）	（白色壊死組織のある褥瘡） （黒色壊死組織のある褥瘡）	（骨がみえている褥瘡）
皮膚の断面図	表皮 真皮 皮下組織 筋肉 骨	表皮 真皮 皮下組織 筋肉 骨	表皮 真皮 皮下組織 筋肉 骨 皮下組織	表皮 真皮 骨 皮下組織　筋肉
褥瘡の特徴	表皮の損傷はないが、圧迫を除いて30分経過しても、発赤がはっきり認められる状態。	表皮と真皮の損傷。水疱やびらん、浅い潰瘍の状態。	皮下組織に及ぶ損傷。壊死組織やポケット形成、感染を伴う場合がある。	筋肉・腱・骨に及ぶ損傷。広範囲の壊死組織やポケット形成。致命的な感染を起こす可能性が高い。

褥瘡の外観は「褥瘡モデル」を使用／提供：(株) 高研

（NPUAP：National Pressure Ulcer of Advisory Panel, 米国褥瘡諮問委員会）

訪問看護の基本手技

局所の圧迫、皮膚のずれや摩擦など、褥瘡のリスク因子をアセスメント

局所の持続的圧迫、更衣や体位変換時の皮膚のずれや摩擦、
発汗や尿・便失禁による皮膚の湿潤、低栄養状態などが褥瘡のリスク因子となる。
併せて家族（介護者）の介護力や理解力をアセスメントすることが重要である。

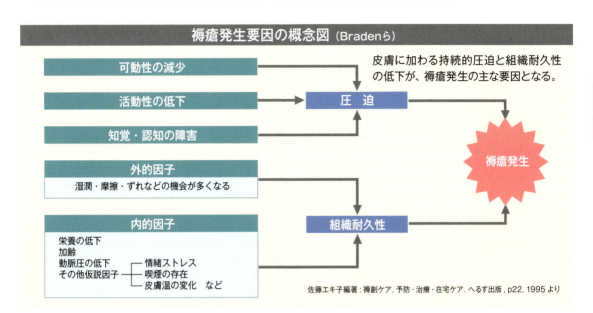

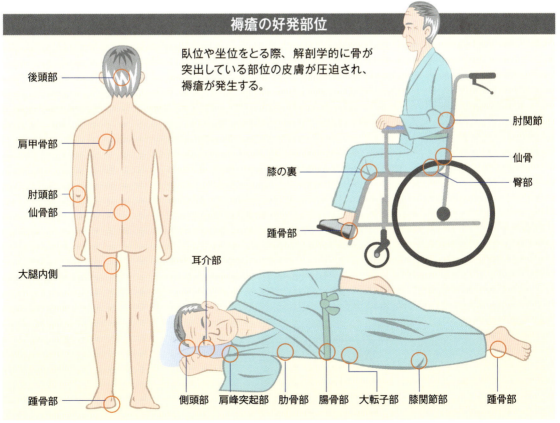

CHAPTER 2

褥瘡予防の基本は、体位変換と体位の工夫

褥瘡予防の基本ケアは、まずは除圧。2時間ごとに体位変換を行うとともに、体位による圧迫やずれを最小限にする。側臥位は30度にするのが原則である。

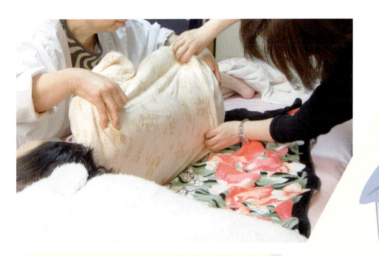

夜中の体位変換は、無理のない間隔で

体位変換は2時間ごとが原則。ただし、夜中にこれを実行しようとすると、介護者に疲労をもたらすことが多い。
褥瘡の状態に応じて"就寝する23時に最終変換、次はトイレに起きる4時に"など、介護者の生活リズムに合わせ、間隔を延ばすことを検討する。

POINT

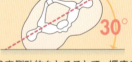

■ 30度側臥位をとることで、褥瘡の好発部位である仙骨部・腸骨部・大転子部の圧迫を避けることができる。

足側も上げる

ギャッジアップ時の摩擦やずれに注意

ベッドのギャッジアップの際は、途中で足側も上げる。30度以上の挙上は、体がずり落ち、摩擦やずれが生じやすいので注意する。

ギャッジアップ後は、ベッドから体を抱き起こし（背抜き）、シーツや衣類を整えて戻す。背抜きにより、体がずり落ちようとする力が減少する。

訪問看護の基本手技

エアマットレスやクッションを
上手に使って、褥瘡予防

自力で動けない患者さんには、体位変換を行うと同時に、全身的な除圧効果がある
エアマットレス、ウレタンフォームマットレスなどの体圧分散マットレスを用いることもある。
そのほか、身近な物品を除圧用具として利用するとよい。

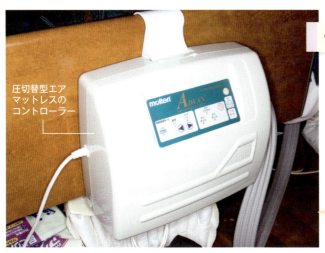

圧切替型エアマットレスのコントローラー

体圧分散マットレスの使用を検討

体位変換による介護が大変な場合は、速やかにエアマットレスを導入するのも、1つの方法である。体圧分散マットレスは、寝心地の悪さ、熱がこもってしまうなどの問題がある。使用にあたっては、レンタルで試し、使い勝手を確かめてから導入するとよい。

POINT
- エアマットレスには、何通りかに圧を切り替えられるタイプのものがある。

クッションやビーズパッドで除圧

身近にあるクッションやビーズパッドなどを使用して、除圧を工夫する。座布団をたたんでひもで縛ったり、バスタオルを丸めてもよい。

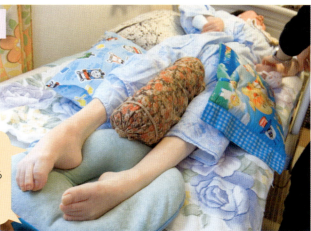

POINT
- 拘縮が強い場合は、多数の除圧用具が必要になる。
- 円座を仙骨部に当てると、中心部の圧迫は避けられるが、円座に当たる部分に常に圧迫が加わり、褥瘡発生の原因となる。円座の使用法に注意する。

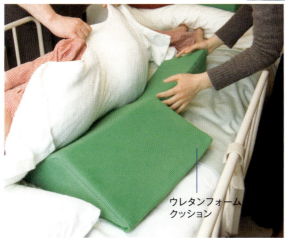

ウレタンフォームクッション

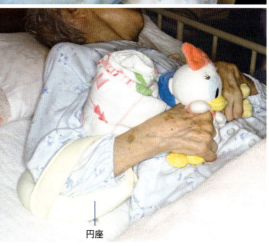

円座

CHAPTER 2

スキンケアと栄養状態の改善で、皮膚の組織耐久性をアップ

尿や便、汗などによる皮膚湿潤に対するケアや、
栄養状態の改善は皮膚の組織耐久性を向上させ、褥瘡予防につながる。

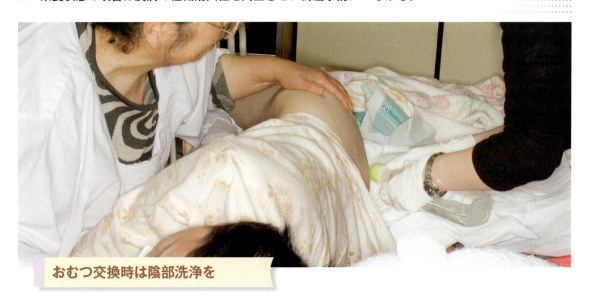

おむつ交換時は陰部洗浄を

おむつ交換時は、清拭による頻回の摩擦を避けるため、石けんと微温湯を用いて陰部洗浄を行う。訪問時に、介護者が行っているスキンケアを確認し、指導することが大切。場合によっては、一時的に膀胱留置カテーテルを挿入し、尿失禁による慢性的湿潤を除去する場合もある。

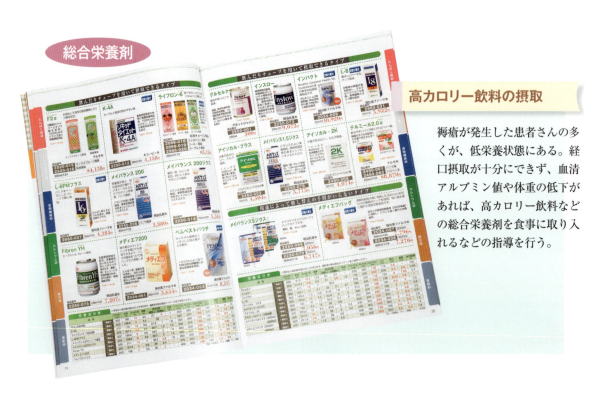

総合栄養剤

高カロリー飲料の摂取

褥瘡が発生した患者さんの多くが、低栄養状態にある。経口摂取が十分にできず、血清アルブミン値や体重の低下があれば、高カロリー飲料などの総合栄養剤を食事に取り入れるなどの指導を行う。

褥瘡発生時には、各ステージ別に状態に合ったケアを行う

褥瘡が発生した場合は、褥瘡のステージ別に洗浄やドレッシング材の貼付、軟膏の塗布などを行う。

ステージ別の褥瘡ケア

Stage I
- 予防的ケアを十分に行い、皮膚の損傷を防ぐ。
- 発赤部は、ポリウレタンフィルム・ドレッシング材（テガダーム®など）で覆う。

Stage II
- 創部の湿潤環境を保ち、上皮化を促進する。

POINT
- 創部洗浄は、十分な水量で勢いよく洗浄する。
- ポリウレタンフォーム・ドレッシング材は医療者が交換するが、万一の場合に備え、介護者にも方法を指導する。

Stage III / Stage IV
- 感染を防止し、肉芽増殖を図る。

*Wet-to-dry法
生理食塩液に浸したガーゼを創部に当て、1日2～3回交換。ガーゼに付着した壊死組織が剥離される。

POINT
- 感染が疑われれば、閉鎖式ドレッシングは禁忌。
- 創部感染の増悪により、発熱・敗血症など全身状態が悪化する場合がある。
- 発熱時には採血を行い、感染の程度を評価。主治医と相談し、抗生剤投与を検討する。
- 壊死組織がある場合は、Wet-to-dry法*などで壊死組織の除去を図る。

Stage II ポリウレタンフォーム・ドレッシング材の交換

閉鎖式ドレッシング材であるポリウレタンフォーム・ドレッシング材は、創部に湿潤環境を作り、表皮の形成を促す効果がある。

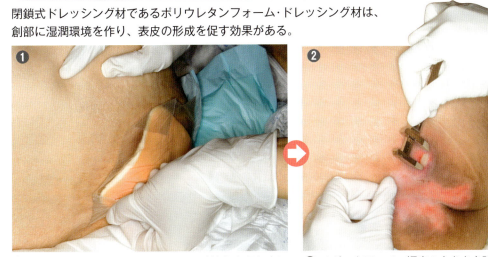

❶ 前回貼付したフィルムドレッシング材を皮膚と水平に引き、皮膚を損傷しないようはがす。

❷ ノギスを用いて、褥瘡の大きさを計測。記録する。

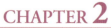

CHAPTER 2

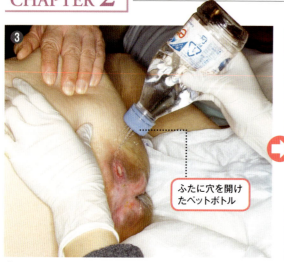

❸ 創部を十分な水量で勢いよく洗浄する。洗浄水は湯冷ましでよい。

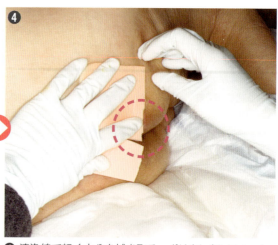

❹ 清浄綿で軽く水分を拭き取る。ポリウレタンフォーム・ドレッシング材を創部に合った大きさに切り、貼付する。

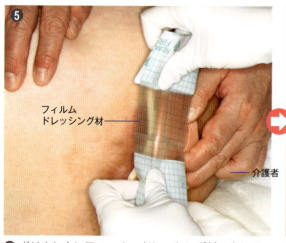

❺ ポリウレタンフォーム・ドレッシング材の上にフィルムドレッシング材を貼付し、固定する。

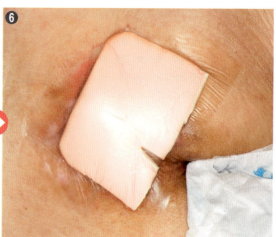

❻ ドレッシング交換終了時の状態。ドレッシング材のよれや溶解、滲出液漏出がなければ、1週間後に交換する。

StageⅢ 感染を伴う創部のケア

感染が疑われる場合は、閉鎖式ドレッシングは禁忌。
十分な洗浄後、抗菌作用のある軟膏を使用する。

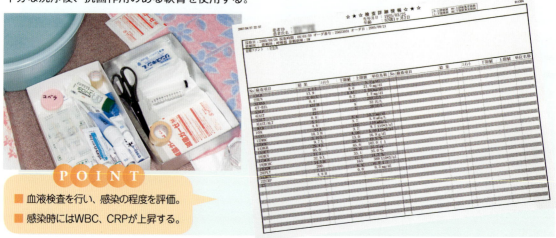

POINT
- 血液検査を行い、感染の程度を評価。
- 感染時にはWBC、CRPが上昇する。

訪問看護の基本手技

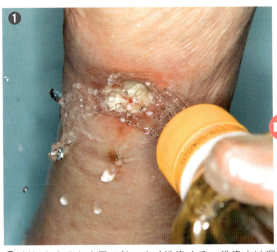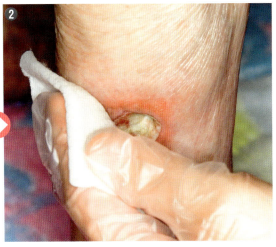

❶ 創部を十分な水量で勢いよく洗浄する。洗浄水は湯冷ましでよい。

❷ 清浄綿で軽く周囲の水分を拭き取る。

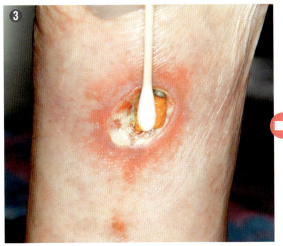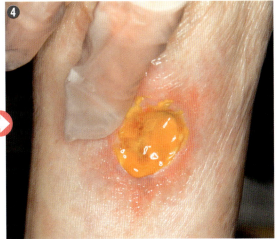

❸ 抗菌作用のある軟膏を綿棒につけ、創部に塗布する。ガーゼに軟膏をつけて貼ってもよい。

❹ 軟膏を創部全体に、まんべんなく塗布する。

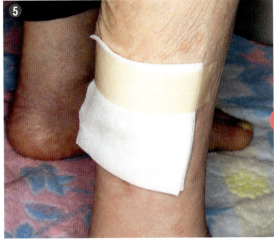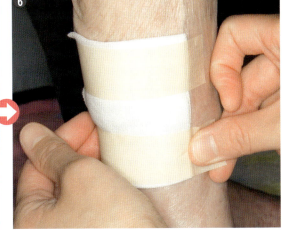

❺❻ 創部にガーゼを当て、絆創膏で固定。1日1回、ケアとガーゼ交換を行う。感染徴候が強く、滲出液の量が多い場合は、交換頻度を上げる。

CHAPTER 2

CHAPTER 2 訪問看護の基本手技
膀胱留置カテーテル

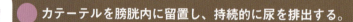

膀胱留置カテーテルとは、経尿道もしくは膀胱瘻から
カテーテルを挿入・留置し、尿を体外に排出する方法である。
在宅では数年にわたり実施する場合もあり、感染防止、
QOLの観点から管理を行うことが重要である。

目的
- カテーテルを膀胱内に留置し、持続的に尿を排出する。

適応
1. 尿閉や排尿困難などで、頻回な導尿が必要な場合。
2. 尿の膀胱内貯留による尿路感染を防ぐ場合。
3. 尿を誘導することにより、汚染による皮膚湿潤や褥瘡を防ぐ場合。
4. 終末期など、苦痛やADL低下により、排尿の負担が大きい場合。

在宅でのポイント

【カテーテル挿入時】
- ベッドの配置によっては、必ずしも利き手側に立てないなど、在宅での環境に対応する。

【尿路感染防止】
1. 定期的に尿一般検査を行い、尿路感染の早期発見に努める。
2. 家族（介護者）に体温・尿量・尿の性状を記録してもらい、尿路感染の早期発見に役立てる。
3. 採尿バッグからの尿逆流、尿廃棄時の清潔操作に注意する。
4. 患者さんに飲水を促し、膀胱内の細菌停滞を防ぐ。
5. 膀胱洗浄は、逆行性感染の危険があるため、カテーテル閉塞防止もしくは解除の目的に限り、実施する。
6. カテーテルは閉塞や汚染の状況をアセスメントし、1～4週間に1回交換する。

訪問看護の基本手技

経尿道膀胱留置カテーテル 2-2

在宅での環境、状況に合わせて、ケアを行うことが必要

在宅ではカテーテル挿入の際、看護師が利き手側に立てるとは限らない。ベッドの配置や状況に合わせたケアが求められる。

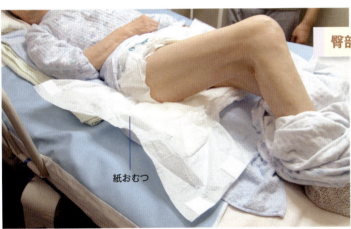

臀部に紙おむつを敷き、体位を整える

経尿道膀胱留置カテーテルの挿入や交換の際には、着衣を下ろし、臀部の下に新しい紙おむつを敷き、膝を立てて体位を整える。

POINT
- 患者さんが膝を立てられない場合は、家族（介護者）に介助を依頼する。
- 臀部に、紙おむつを敷いて、周囲への汚染を防止する。

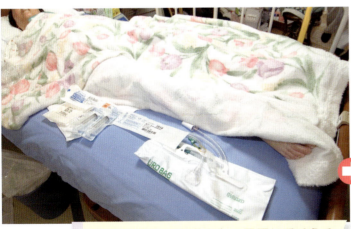

必要物品は、患者さんの足元にそろえる

カテーテル交換時の必要物品は、ベッド上の患者さんの足元で、看護師が手の届きやすい位置に置く。さらに、滅菌手袋の包装紙を開封して広げ、その内側を清潔野として利用する。

POINT
- カテーテル交換の際、在宅での清潔野は滅菌手袋の包装紙の内側である。

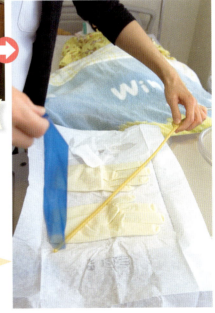

CHAPTER 2

皮膚を保護し、流れを妨げないよう、カテーテルと採尿バッグを管理

経尿道膀胱留置カテーテル使用時は、固定部の皮膚を保護し、同時に流れを妨げないこと、採尿バッグが膀胱より上にならないようにすることが重要である。

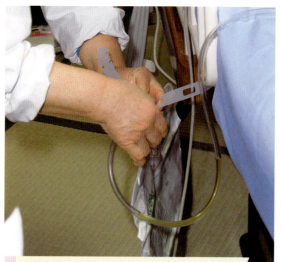

採尿バッグは毎日、左右にかけかえ

採尿バッグは毎日、ベッドの左右にかけかえ、同一部位の皮膚にカテーテルの圧迫が加わらないようにする。
かけかえができない場合は、固定用絆創膏の位置を毎日ずらす。

タオルで皮膚を保護

カテーテルの接続部が直接皮膚に密着しないよう、タオルなどで包んで皮膚を保護する。

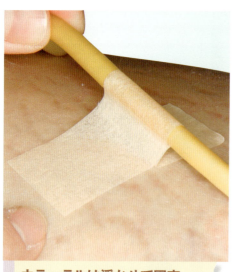

カテーテルは浮かせて固定

カテーテルは絆創膏を用い、写真のように絆創膏同士を貼り合わせ、浮かせて固定。皮膚に直接当たらないようにする。

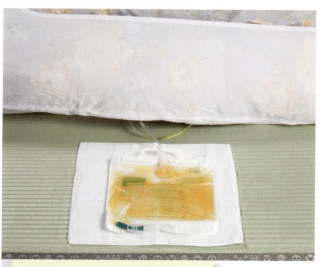

布団に臥床している場合

布団に臥床している場合は、膀胱と採尿バッグの落差が小さく、尿が逆流しやすいので注意。できるだけ頻回に排液して、採尿バッグを空にする。

注意!
尿が逆流すると、逆行性感染のリスクがあるので注意。

訪問看護の基本手技

膀胱瘻カテーテル 2-3

膀胱瘻カテーテルの交換時は、清潔操作に注意

膀胱瘻カテーテル交換時も、経尿道膀胱留置カテーテルと同様に、患者さんの足元に物品を用意し、滅菌手袋の包装紙の内側を清潔野として利用する。

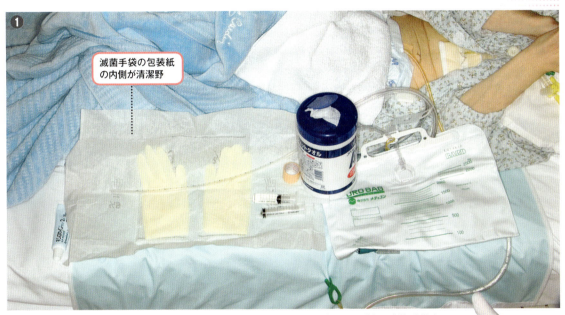

❶ 新しいカテーテルと採尿バッグ、注射器2本、絆創膏、清浄綿、潤滑剤、滅菌手袋を用意する。注射器1本には蒸留水（または精製水）を入れておく。

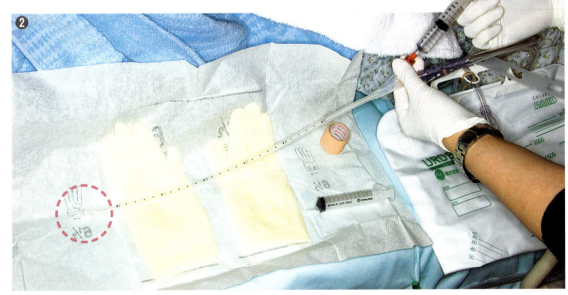

❷ 新しいカテーテルのバルーンに蒸留水（精製水）を注入。バルーンに破損がないことを確認し、注射器に引き戻す。この際、カテーテル先端は清潔野である滅菌手袋の包装紙内に置き、不潔にならないよう注意する。

CHAPTER 2

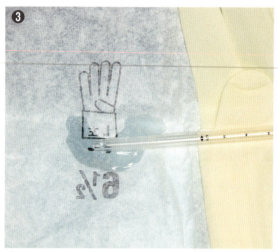

❸ 滅菌手袋の包装紙内にカテーテル先端を置き、潤滑剤をたらす。

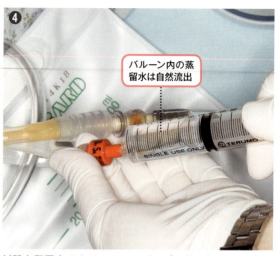

❹ 注射器を留置中のカテーテルのバルブに差し込む。30秒程度かけて、バルーン内の蒸留水が自然流出されるのを待つ。

> バルーン内の蒸留水は自然流出

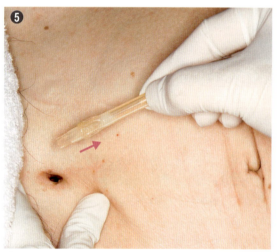

❺ 片手を膀胱瘻の周囲に添え、もう片方の手で、留置していたカテーテルを静かに引き抜く。

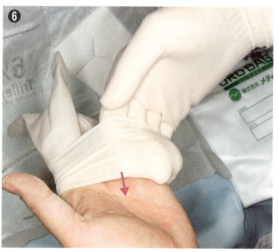

❻ 装着していた未滅菌手袋を外し、新たに滅菌手袋を装着する。

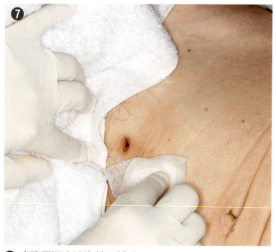

❼ 瘻孔周辺を清浄綿で拭く。

POINT
カテーテル抜去時のポイント

- バルーン内の蒸留水は、注射器で引かずに自然流出させる。過剰な陰圧は固定用ルートを閉塞させ、抜水困難となるからである。
- 痛みや違和感の有無など、患者さんの状態を観察する。
- カテーテルは静かに引き抜くことが大切である。

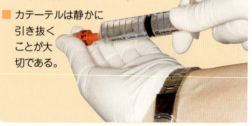

訪問看護の基本手技

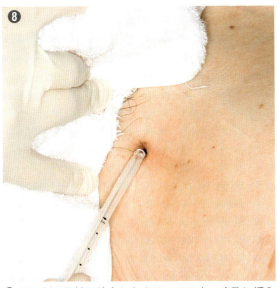

❽ 潤滑剤を先端に塗布したカテーテルを、瘻孔に挿入する。挿入したら、膀胱壁に軽く当たるまで進める。

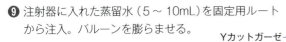

❾ 注射器に入れた蒸留水（5〜10mL）を固定用ルートから注入。バルーンを膨らませる。

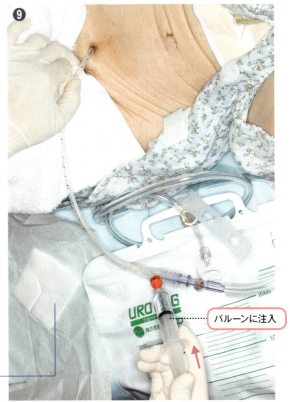

バルーンに注入

Yカットガーゼ

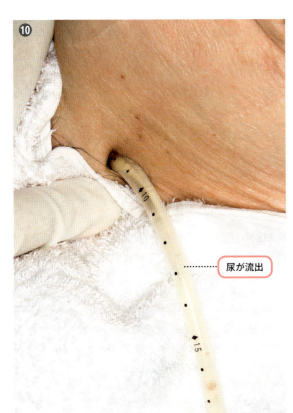

尿が流出

❿ カテーテルを抵抗があるところまで引き戻す。膀胱内より尿が流出するのを確認する。

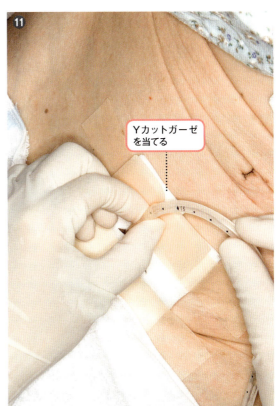

Yカットガーゼを当てる

⓫ Yカットガーゼを瘻孔周囲に当て、絆創膏で固定する。

CHAPTER 2

患者・家族への指導

カテーテル・採尿バッグの管理を患者・家族に指導する

在宅での膀胱留置カテーテルは、家族や介護者による管理が中心となる。
看護師は、患者さんと家族（介護者）に管理方法を指導し、
感染やトラブルを防止することが大切である。

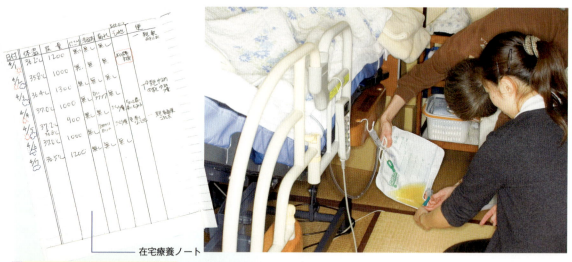

在宅療養ノート

日々の状態を記録する

家族（介護者）に在宅療養ノートを作ってもらい、体温、1日の尿量、尿の色、浮遊物の有無などを記載してもらう。
訪問看護師がこの記録を確認することで、尿路感染などの早期発見につながる。

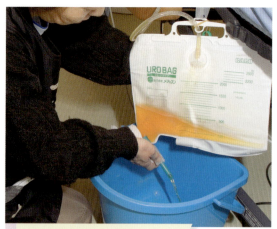

尿は定期的に排液

採尿バッグの尿は、定期的に排液する。この際、採尿バッグの排液口が排液容器に触れないよう指導する。排液容器はバケツなどを利用。排液はトイレに流し、容器は洗剤で洗って乾燥させる。

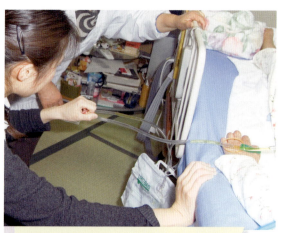

尿意や流出不良、浮遊物がある場合

患者さんが尿意を訴えたり、尿の流出不良がある場合は、カテーテルが屈曲したり、体の下敷きになっていないかを確認する。浮遊物が多い時はカテーテルをしごき（ミルキング）、尿の流出を促す。

訪問看護の基本手技

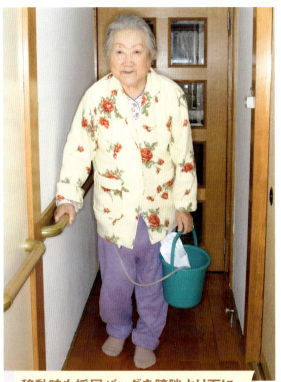

移動時も採尿バッグを膀胱より下に

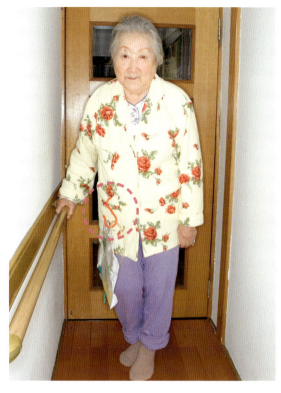

移動時は、採尿バッグが膀胱より上にならないよう注意すると同時に、排液してバッグ内の尿を空にしておく。バケツに入れて片手に下げる、フックを利用してポケットにかけるなどの方法を用いる。体位変換をしたり、坐位・立位をとることは、膀胱内に尿を停滞させないためにも有効である。

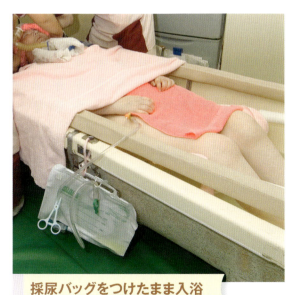

採尿バッグをつけたまま入浴

入浴は、採尿バッグをつけたまま行う。接続部を外してキャップをつける方法は、接続部からの細菌侵入のリスクを高める。

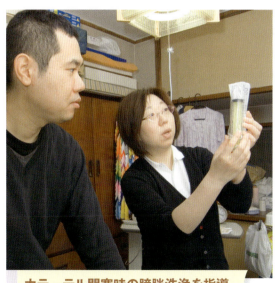

カテーテル閉塞時の膀胱洗浄を指導

血塊や炎症性産物によるカテーテル閉塞時には、膀胱洗浄を行う。閉塞しやすい場合は、家族（介護者）にも膀胱洗浄の方法を指導しておく。膀胱洗浄はカテーテル閉塞時、もしくは閉塞予防時のみ実施する。

CHAPTER 2

トラブル発生時の対処

家族の話をよく聞き、専門医と連携する

カテーテルの長期留置に伴い、尿路感染や膀胱括約筋の弛緩など、トラブルが起きやすくなる。定期的に尿一般検査を行うとともに、家族（介護者）・医師と連携して、トラブルに対処していく。

トラブル1　尿路感染

- 定期的に尿一般検査を行い、尿路感染の早期発見に努める必要がある。浮遊物の増加、尿混濁などがみられたら、採血・採尿を行い、結果を医師に報告する。

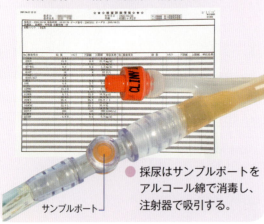

採尿はサンプルポートをアルコール綿で消毒し、注射器で吸引する。

トラブル2　浮遊物

- 血塊や炎症性産物などにより、カテーテルの閉塞を起こす場合がある。閉塞はさらに尿路感染の悪化を招くため、膀胱洗浄を行い、閉塞を解除する。
- 結石や浮遊物による頻回のカテーテル閉塞がある場合は専門医に相談する。状況によっては膀胱瘻カテーテルに変更。膀胱瘻カテーテルは先端がカットされているため、閉塞しにくい。

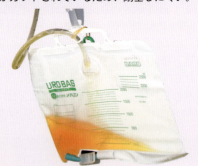

トラブル3　カテーテル周辺からの尿漏れ

- カテーテル留置が長期にわたるほど、膀胱括約筋が弛緩し、カテーテル周辺からの尿漏れが起きやすくなる。カテーテルのサイズを太くして対応する場合もある。
- 吸引や排便、また体動時に尿が漏れる場合は、腹圧上昇が原因と考えられる。バルーン内の蒸留水を1～2mL増やすことで、多くが改善する。改善しない場合は、カテーテルのサイズを太くする。
- カテーテルサイズを太くしても尿漏れが改善しない場合は、尿路感染による刺激、膀胱の不随意収縮が考えられる。医師に報告し、必要に応じて薬物療法を行う。

トラブル4　カテーテルの挿入困難

- 前立腺肥大などが原因で、カテーテルの挿入が困難になる場合がある。こうした場合は、スタイレットやチーマンカテーテルを用いた挿入方法が必要となる。必要時、専門医への受診調整を行う。

訪問看護の基本手技

CHECK! 物品の工夫

物品を工夫して、療養生活をスムーズに、快適に！

膀胱留置カテーテルを長期に施行している患者さんには、トラブルへのスムーズな対応、物品の工夫などを通して、QOLの向上を図ることが大切である。

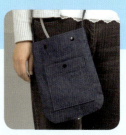

必要物品を家庭に取り置き

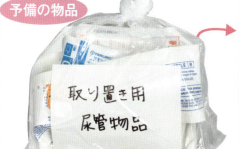

予備の物品

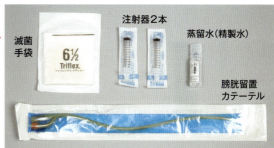

滅菌手袋／注射器2本／蒸留水（精製水）／膀胱留置カテーテル

膀胱留置カテーテルの必要物品は、予備の1セットを常時、家庭に取り置いてもらうと、閉塞などのトラブル発生時に迅速に対応できる。

採尿バッグの収納や携帯

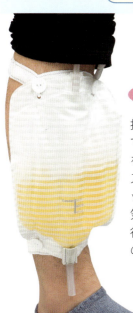

レッグバッグ

採尿バッグを足に携帯できる"レッグバッグ"を選択することもできる。ズボンを下ろして採尿バッグを覆えば、外見を気にすることなく軽快に行動でき、ADL・QOLの向上につながる。

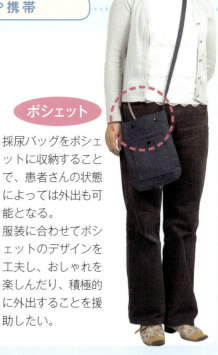

ポシェット

採尿バッグをポシェットに収納することで、患者さんの状態によっては外出も可能となる。
服装に合わせてポシェットのデザインを工夫し、おしゃれを楽しんだり、積極的に外出することを援助したい。

CHAPTER 2

CHAPTER 2 訪問看護の基本手技

在宅経管栄養法

経管栄養法とはチューブを胃、十二指腸、空腸に留置して
消化管内に栄養物を注入する方法である。
鼻腔から胃にチューブを挿入する鼻腔栄養法と、胃瘻、空腸瘻、
食道瘻を形成し瘻孔から栄養物を注入する方法がある。

目 的
● 経口的に食事を摂取できない、あるいは摂取が不十分な患者さんへの栄養補給。

適 応

1 舌、咽頭、食道などの疾患のため、咀嚼・嚥下障害、誤嚥の恐れがある場合。

2 意識障害のため、嚥下障害や誤嚥の恐れがある場合。

3 全身衰弱で、栄養補給が必要な場合。

**在宅での
ポイント**

1 栄養物の注入法、チューブ管理の方法を家族（介護者）が確実に行えるよう指導する。

2 瘻孔ケアを家族（介護者）が確実に行えるよう指導する。

3 カテーテルが抜けると瘻孔は短時間で閉鎖するため、予備のカテーテルを挿入し、すぐに看護師に連絡するよう指導する。

4 注入物は指導管理料の対象となるもの、処方の対象となるもの、食品扱い（自費）となるものがあることに留意する。

5 基本的に経鼻チューブは2〜4週間に1回、胃瘻カテーテルは1〜2か月に1回、ガストロボタンは6か月に1回、交換する。

―訪問看護の基本手技

栄養チューブの交換 2-4

経鼻チューブの交換時は、患者の状態、チューブの位置に注意！

経鼻チューブの交換時には、嘔吐や血圧低下に注意し、チューブが胃内に確実に入ったことを確認する。

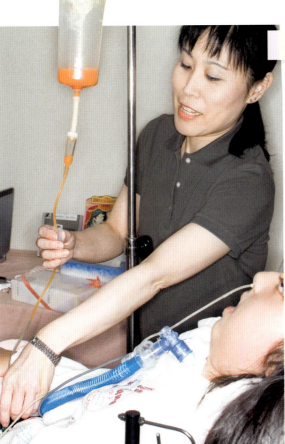

チューブ交換時の嘔吐、血圧低下に注意！

経鼻チューブ交換時には、嘔吐が誘発されたり、血圧低下の危険性がある。患者さんにチューブの飲み込みを指導し、状態の変化を観察しながら慎重に実施する。

POINT
- チューブ挿入時・抜去時に嘔吐が誘発され、吐物を誤嚥する危険があるので注意。
- 挿入による咽頭刺激が副交感神経の興奮を高め、血圧低下の危険性があるので注意。
- チューブは、2～4週間に1回交換する。
- 左右の鼻腔に交互に挿入し、皮膚・粘膜の損傷を避ける。

チューブが胃内にあることを確認

チューブ挿入後は胃液を吸引し、確実に胃内にあることを確認する。チューブ先端が胃内にあれば、透明～薄黄色で粘稠な胃液が吸引される。

POINT
- 気泡音の聴取は、胃内以外にチューブがあっても聞こえるため、確実ではない。

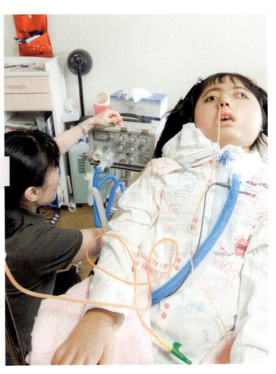

CHAPTER 2 訪問看護の基本手技 ●在宅経管栄養法

53

CHAPTER 2

胃瘻カテーテルは、確実に胃内に挿入し、抜けないよう固定

2-5

カテーテルが抜けると、瘻孔は短時間で狭窄するため、カテーテルが抜けないよう、確実に固定する。

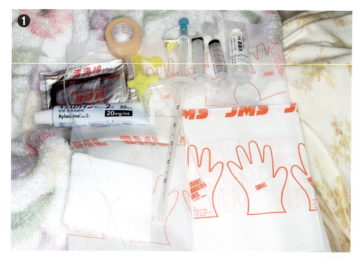

❶ 胃瘻カテーテル交換に必要な物品を用意する。

> **必要物品**
> ❶ 胃瘻カテーテル
>   交換用ロッド
> ❷ 注射器2本、蒸留水
> ❸ 清浄綿、Yカットガーゼ
>   絆創膏
> ❹ 潤滑剤
> ❺ 手袋

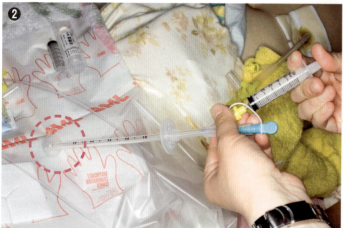

❷ 交換用カテーテルの固定用ルートから蒸留水を注入。バルーンが正常に膨らむことを確認し、蒸留水を抜く。先端に潤滑剤を塗布する。

> **POINT**
> ■ バルーンが正常に膨らむこと、破損がないことを確認。

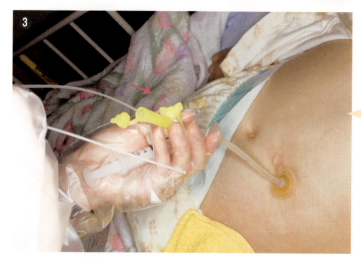

❸ 実施者は手袋を装着。胃瘻カテーテル先端のキャップを開け、カテーテル交換用ロッドを挿入していく。

> **POINT**
> ■ 瘻孔が確実に形成され、異常がない状態であることを確認する。

訪問看護の基本手技

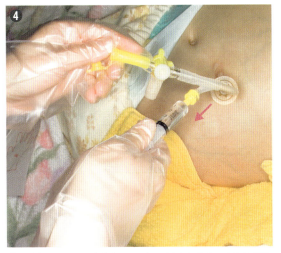

❹ 交換用ロッドが確実に胃内に到達したら、固定用ルートに注射器を接続。バルーン内の蒸留水を抜く。

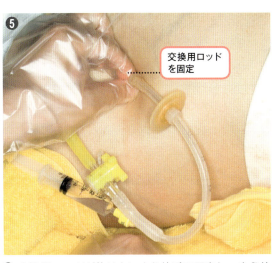

交換用ロッド を固定

❺ 交換用ロッドが抜けないよう片手で固定し、もう片方の手で胃瘻カテーテルを抜去していく。

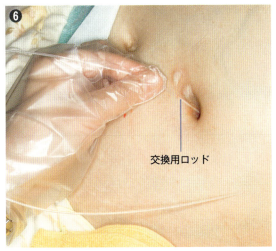

交換用ロッド

❻ 胃瘻カテーテルを完全に抜去。瘻孔の状態を観察する。

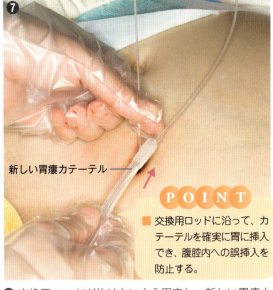

新しい胃瘻カテーテル

POINT
- 交換用ロッドに沿って、カテーテルを確実に胃に挿入でき、腹腔内への誤挿入を防止する。

❼ 交換用ロッドが抜けないよう固定し、新しい胃瘻カテーテルをロッドに通していく。

❽ カテーテル先端のバルーン部を胃内に到達させる。

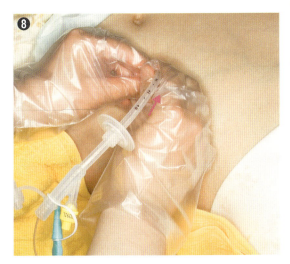

POINT
胃瘻カテーテルが抜けたら
- カテーテルが抜けると、瘻孔は短時間に狭窄する。胃瘻の場合、2～3時間で胃壁の閉塞が起こる。
- 家庭に予備のカテーテルを取り置いてもらい、抜けた時には、それを10cmほど挿入して瘻孔閉塞を防止。その状態で看護師に連絡するよう指導する。
- 予備がなければ、抜けたカテーテルを挿入してもよい。

CHAPTER 2

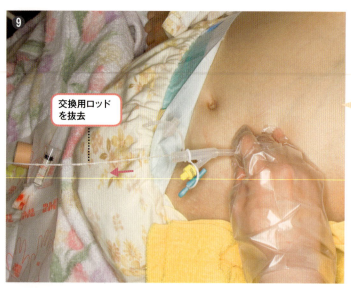

❾ 胃瘻カテーテルの瘻孔挿入部を押さえ、交換用ロッドを抜去する。

POINT
- 交換用ロッド抜去時に、胃瘻カテーテルがずれないよう注意。

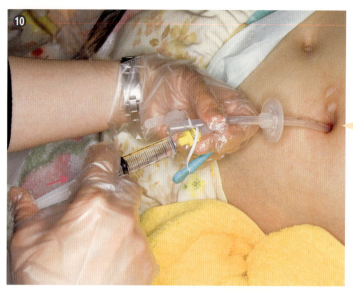

❿ 胃瘻カテーテルの固定用ルートに注射器を接続。
蒸留水を注入して、バルーンを膨らませる。

POINT
- バルーンに注入する蒸留水は、規定量を守る。

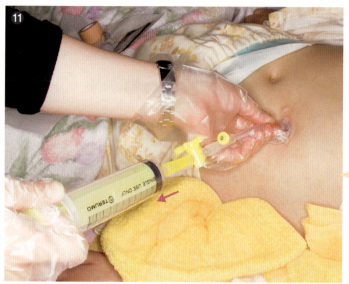

⓫ カテーテルに注射器を接続。胃液を吸引し、カテーテルが確実に胃内にあることを確認する。
カテーテルを静かに引き、バルーンが胃内で胃壁に軽く接触した感触を確認。固定板を指示の位置に移動させる。

POINT
- 固定板の位置は、皮下脂肪の厚さにより決定される。容易に変更してはならない。
- カテーテルが胃内にあれば、透明〜薄黄色で粘稠な胃液が吸引される。

カテーテルの自然抜去を防ぐため、固定水をチェック

胃瘻カテーテル留置中は、バルーン内の蒸留水を交換し、固定状態を確認する。

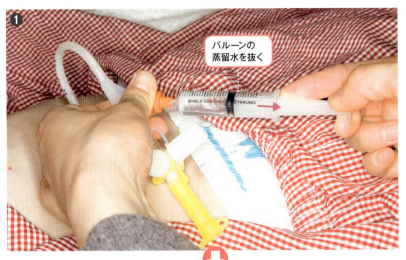

バルーンの蒸留水を抜く

❶ 固定板を移動させ、胃瘻カテーテルを固定位置より先に進めて、固定用ルートに注射器を接続。バルーン内の蒸留水を抜く。

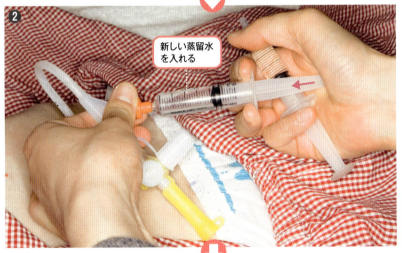

新しい蒸留水を入れる

❷ 蒸留水を入れたもう1本の注射器を、固定用ルートに付け替える。
新しい蒸留水をバルーンに注入する。

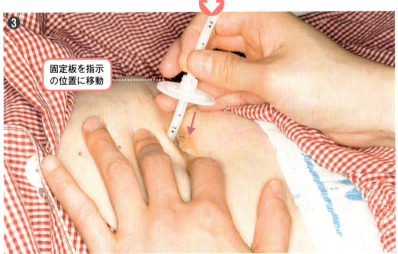

固定板を指示の位置に移動

❸ カテーテルを静かに引き上げ、バルーンが軽く胃壁内側に当たる感触を確認。固定板を指示の位置に移動させる。

CHAPTER 2

栄養剤の注入

栄養剤を適温に温めて、準備。指示の速度で滴下する

毎日の経管栄養は、家族（介護者）が実施する。
看護師は、家族（介護者）がスムーズに行えるよう状況に合わせて指導する。

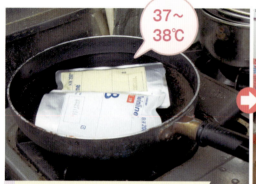

注入物は37〜38℃程度に

栄養剤などの注入物は、湯せんしたり、電子レンジを利用するなどして温める。
体温に近い37〜38℃程度が適温である。

POINT
■ 冷えた注入物は、下痢を起こすので注意！

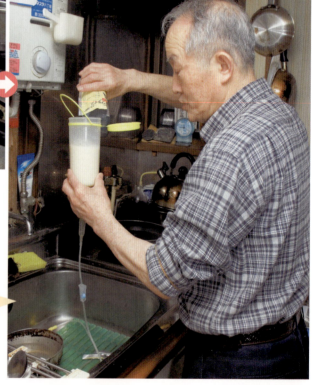

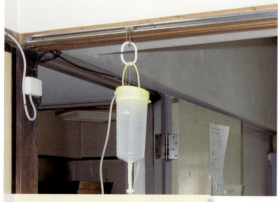

滴下時は、柱や壁につるして

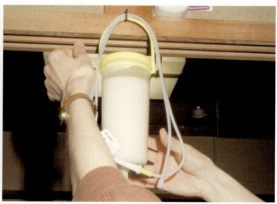

注入物の滴下には、必ずしも点滴スタンドを準備する必要はない。柱や壁の高い所にフックなどをとりつけ、そこに注入物をかければ、スムーズに滴下できる。

訪問看護の基本手技

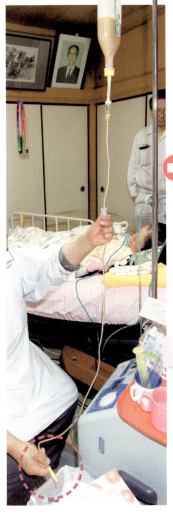

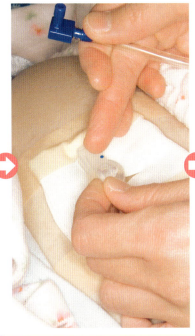

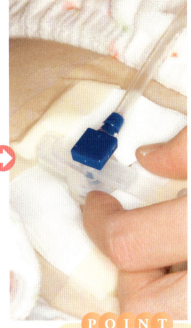

栄養セットをチューブに接続

滴下時は、患者さんの上体を30度以上起こし、体位を整える。クレンメを開け、栄養セットの先端まで注入物で満たし、クレンメを閉じる。患者さんの栄養チューブが確実に挿入されていることを確認。栄養セット先端を経鼻チューブ、瘻孔カテーテルなどに接続する。

POINT
- ガストロボタンの場合は、ボタンのキャップを開け、そこに専用チューブを接続する。
- 注入物には、人工濃厚流動食が多く用いられる。
- 人工濃厚流動食には、消化態栄養剤と半消化態栄養剤がある。

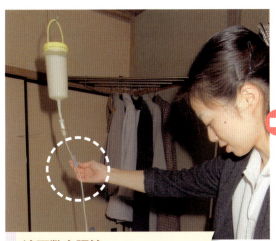

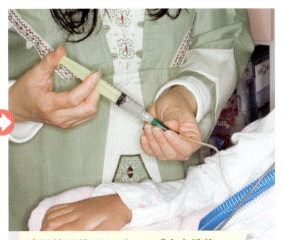

滴下数を調節

栄養セットのクレンメを開け、指示された滴下数に調節する。注入速度は、患者さんの状態によっても異なる。注入速度が速すぎると、嘔気・嘔吐、下痢を起こすので注意。

滴下終了後は、チューブ内を洗浄

滴下終了後は、栄養チューブ先端から微温湯20mLを入れ、チューブ内を洗い流す。
チューブ内の汚れを落とす目的で、食用の酢を水で10倍に薄めて注入する方法もある。

CHAPTER 2 訪問看護の基本手技 ● 在宅経管栄養法

CHAPTER 2

栄養チューブの取り扱い

栄養チューブを巾着に収納。邪魔にならない工夫を

日常生活の中で、栄養チューブが邪魔にならないような工夫が必要である。

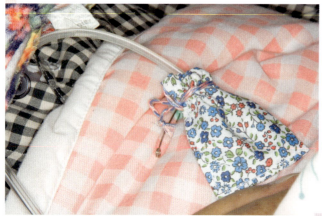

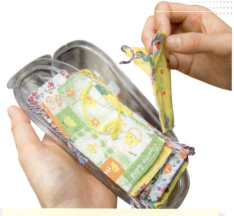

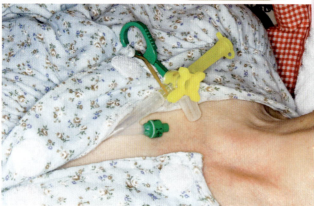

おしゃれな巾着に収納

日常生活では、布製の巾着を何種類か用意し、栄養チューブを収納するとよい。先端が不潔にならず、行動を妨げず、ちょっとしたおしゃれ感覚も楽しめる。

POINT
- 輪ゴムとフックなどを利用し、栄養チューブを寝衣に固定してもよい。

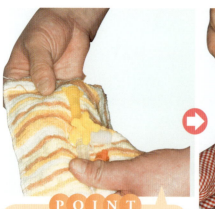

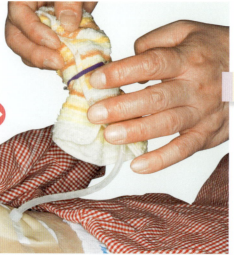

タオルで収納

栄養チューブをタオルで包み、輪ゴムで止めるだけでも、先端が不潔にならず、すっきりと収納できる。

POINT
- 栄養チューブは先端が不潔にならず、邪魔にならないよう収納。

毎日の瘻孔ケア

胃瘻は毎日、清拭して観察。ガーゼ交換を行う

胃瘻は毎日、家族（介護者）がガーゼ交換を行う。
その際、清拭し、瘻孔周囲に皮膚トラブルなどがないか観察を行う。
手袋を着用して処置することが望ましい。

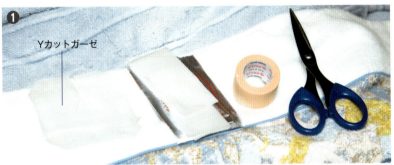

❶ Yカットガーゼ、清浄綿、絆創膏、はさみを用意する。

必要物品
❶ Yカットガーゼ、清浄綿、絆創膏
❷ はさみ

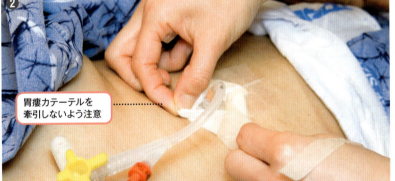

胃瘻カテーテルを牽引しないよう注意

❷ 静かに絆創膏をはがし、Yカットガーゼを外す。

❸ 瘻孔や周囲に異常がないか観察。瘻孔周囲を清浄綿で拭く。

❹ 新しいYカットガーゼを腹壁に当て、固定板を指示の位置に置き、絆創膏でとめる。

POINT
■ 瘻孔周囲に異常（漏れ、発赤、肉芽など）がなければ、ガーゼは不要である。

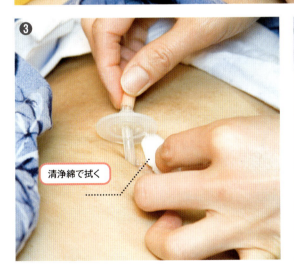

清浄綿で拭く

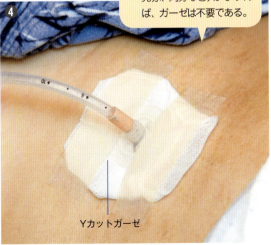

Yカットガーゼ

CHAPTER 2

糸固定が必要な腸瘻は消毒して、軟膏塗布。感染防止に留意する

腸瘻は毎日、家族（介護者）が清拭、消毒、抗生物質軟膏の塗布を行う。感染防止に留意する必要がある。糸固定がはずれたら、受診を調整する。

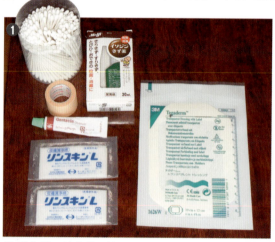

❶ 清浄綿、消毒薬、抗生物質軟膏、綿棒、ドレッシング材、絆創膏を用意する。

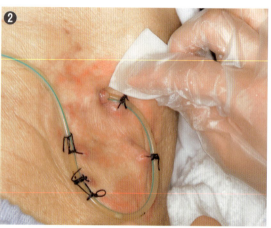

❷ ドレッシング材を抜去し、清浄綿で瘻孔周囲を清拭する。

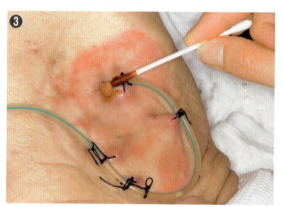

❸ 綿棒に消毒薬（ポビドンヨード）をつけ、瘻孔および糸固定部に塗布する。

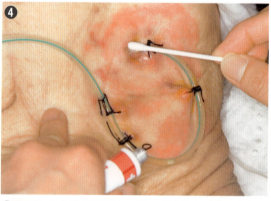

❹ 綿棒に抗生物質軟膏をつけ、瘻孔および糸固定部に塗布する。

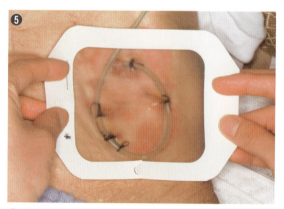

❺ 腸瘻とカテーテルをフィルムドレッシング材で覆う。

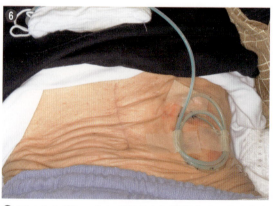

❻ フィルムドレッシング材の上に腸瘻カテーテルを丸めて置き、絆創膏で固定する。

食道瘻は毎日、清拭して観察。
必要時、消毒を行う

食道瘻は毎日、家族（介護者）が清拭、観察、消毒を行う。
チューブが抜けないよう、緩みをもたせて固定する。
手袋を着用して処置することが望ましい。

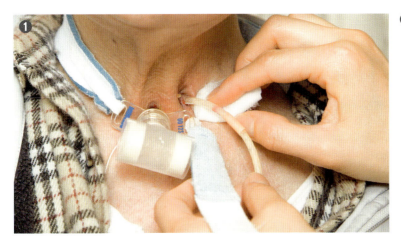

❶ 食道瘻カテーテルを固定している絆創膏を外し、瘻孔部分を露出する。
清浄綿で瘻孔周囲をよく清拭する。この際、チューブの抜けはないか、周囲の炎症はないかなど観察を行う。

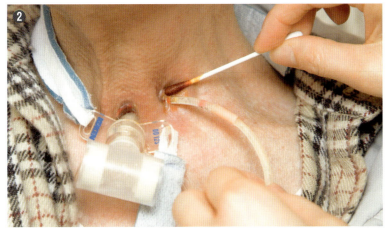

❷ 綿棒に消毒薬（ポビドンヨード）をつけ、瘻孔とその周囲に塗布する。この際、瘻孔カテーテルが抜けないよう、もう片方の手で保持する。
ただし、瘻孔部分に異常がなければ、消毒は不要である。

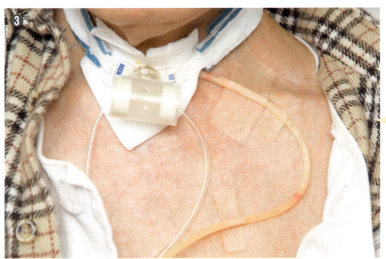

❸ 食道瘻カテーテルにテンションがかからないよう、緩みをもたせて絆創膏で固定する。

POINT
- 絆創膏の位置は毎日ずらし、皮膚を保護する。

CHAPTER 2 経管栄養 Q&A

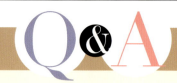

三大トラブル対処法

経管栄養法の三大トラブルである漏れ、嘔吐、下痢に対処するには、注入物の内容、量、温度、滴下速度などに注意する必要がある。

Q 瘻孔からの漏れ対策は？

A カテーテルを大きくするのは最後の手段

瘻孔から注入物が漏れる場合は、注入物の1回量が妥当か、量が多くないかをまず、検討する。そのうえで、注入物を半固体にしてみる。
また、カテーテルが腹壁に水平になると瘻孔が大きくなるため、瘻孔挿入部のカテーテルにスポンジなどを当て、垂直に保つ。
カテーテルのサイズアップは、以上の対応をしたうえでの最後の手段である。

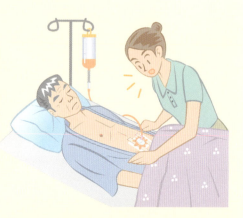

Q 嘔吐をする場合は？

A 注入の速度、量、内容を検討

注入物を嘔吐する場合は、滴下速度、1回の注入量を調整。それでも嘔吐する場合は、水分補給のみに切り替え、消化管を休めて様子をみることもある。
食前に薬剤（ナウゼリン®、プリンペラン®）などを投与する方法もある。さらに、経腸栄養への切り替え、注入物を半固体にするなどを検討する。

Q 下痢をする場合は？

A 温度、速度、量、種類を検討

下痢をする場合は、注入物の温度、滴下速度をまず調整。注入物の量、種類を再検討する。場合によっては、水分補給のみに切り替え、消化管を休めて様子をみる。
また、検査の結果、クロストリジウム・ディフィシル（CD）反応陽性でフラジール、MRSA陽性ならバンコマイシンによる治療が必要となる。

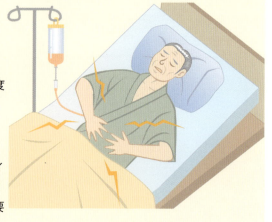

―― 訪問看護の基本手技

栄養剤の種類は？

医薬品扱いのもの、食品扱いのもの
経腸栄養剤には、次の3種類がある。

種　類	商品名の例	備　考
指導管理料の算定対象となるもの	ツインライン エレンタール、エレンタールP エンテルード	栄養成分が明らかで、未消化態蛋白を含まないもの
処方可能な栄養剤（半消化態）	ラコール ハーモニックM、ハーモニックF エンシュアリキッド、クリニミール	
食品として扱われるもの（自費）	リーナレン	腎不全食
	ジュビティ	下痢しにくい
	ジャネフ・REF-P1	逆流防止
	PGソフト	半固形

薬剤がチューブに詰まる原因は？

薬剤の溶解が不十分
栄養チューブから経口薬を溶かして投与する際、薬剤でチューブが閉塞する場合がある。

これは、薬剤の粒子が大きい、溶けにくい、分量が多すぎるなどの理由で、十分に溶解させずに投与したことが原因と考えられる。

栄養チューブのサイズが小さすぎる場合も、閉塞の原因となる。

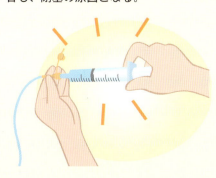

薬剤が詰まる場合の対策は？

十分に溶解させる手立てを
薬剤の溶解が不十分で栄養チューブに詰まった場合は、1回20mL程度の微温湯で十分にフラッシュする。投与前に薬剤を十分に溶解させることが基本であり、次のような対策を講じる。
①薬剤の粒子が大きくて溶けない場合は、他剤に変更。
②細粒は詰まりやすいので、錠剤に変更。
③注射器内に粒子が残る場合は、振りながら注入したり、濃度のある溶媒（単シロップなど）を用いる。
④十分な溶媒量で溶解させる。
⑤簡易懸濁法（錠剤をそのまま湯に入れて崩壊・懸濁させる）を用いる。

CHAPTER 2　訪問看護の基本手技　●在宅経管栄養法

65

CHAPTER 2 訪問看護の基本手技

在宅中心静脈栄養法

経口・経腸栄養法では栄養管理が不十分な場合、
大静脈にカテーテルを留置し、高カロリー輸液を実施する。
毎日の輸液管理は家族（介護者）が行うことになるため、
十分な指導とサポート体制の充実が求められる。

目 的
- 経口・経腸栄養法では栄養管理が不十分と判断された患者さんの栄養補給、水分管理などを在宅で行う。

適 応
1. 経口・経腸栄養法が不適応と判断された場合（消化管狭窄・腹膜炎・消化管出血など）。
2. 経口・経腸栄養法が原疾患の病態を悪化させる可能性がある場合（消化管瘻・炎症腸疾患など）。

在宅でのポイント
1. 感染防止の観点から看護師が抜針・穿刺を行う。ただし、抜針は、状況によっては患者さん、または家族（介護者）に指導する。
2. 針交換の際は、清潔に作業できるスペースを確保し、手洗いを十分に行う。
3. 輸液管理の方法を家族（介護者）に確実に指導する。
4. 輸液トラブルへの対処法を家族（介護者）に指導する。
5. 生活パターン・状況に合わせ、環境整備を行う。
6. 薬液・物品の管理、廃棄物の処理法を患者さんと家族（介護者）に指導する。

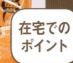
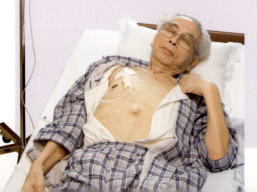

訪問看護の基本手技

必要物品

在宅では、処置用物品を置くスペース、清潔野の確保に工夫が必要

中心静脈カテーテルは入院中に留置され、在宅療養へと管理が引き継がれる。針交換の際などは、清潔野の確保に工夫が必要である。

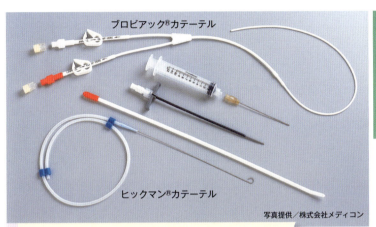

ブロビアック®カテーテル
ヒックマン®カテーテル
写真提供／株式会社メディコン

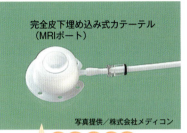

完全皮下埋め込み式カテーテル（MRIポート）
写真提供／株式会社メディコン

カテーテルには体外式と皮下埋め込み式がある

中心静脈カテーテルには、体外式カテーテルと完全皮下埋め込み式カテーテルがある。完全皮下埋め込み式カテーテルは、ポート付きカテーテルを皮下に埋め込み、上大静脈などに留置する。

POINT
- 皮下に埋め込んだポートに穿刺するため、針を抜去すれば、自由に入浴や歩行ができる。

POINT
- 在宅療養では、ベッド周囲に必要物品を置くスペースがない場合が多い。
- 家庭用トレー、お盆などを借りて清潔野とするとよい。
- 別室で物品を準備し、必要最低限の物のみトレーに乗せて運ぶのも一方法。

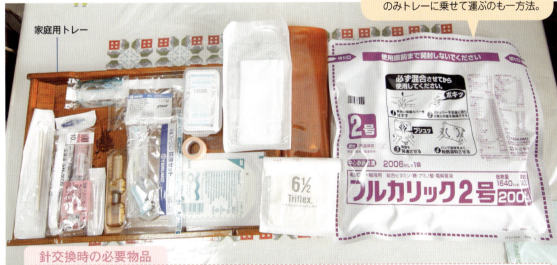

家庭用トレー

針交換時の必要物品

① ポート専用穿刺針
② 延長チューブ
③ 閉鎖弁付接続器具
④ 三方活栓（必要時）
⑤ 消毒用品（アルコール綿・1%クロルヘキシジングルコン酸塩*）
　*アルコール過敏症がある場合はポビドンヨードを使用する。
⑥ 滅菌手袋　⑦ 輸液・輸液セット　⑧ 生理食塩液
⑨ ヘパリン生食（100単位/1mL）
⑩ 滅菌ガーゼ2枚
⑪ 絆創膏・フィルムドレッシング材
⑫ 針捨て容器

CHAPTER 2 訪問看護の基本手技 ● 在宅中心静脈栄養法

CHAPTER 2

抜 針

患者さん、または家族（介護者）にも、抜針方法を指導しておく

1週間に1〜2回、針交換を行う。看護師が抜針・穿刺を行い、場合によっては抜針のみ患者さんと家族（介護者）に指導する。手袋を着用して処置することが望ましい。

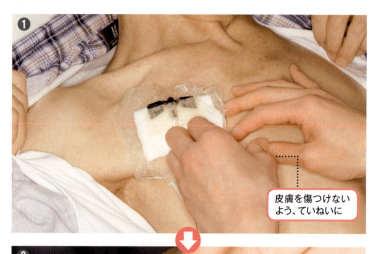

❶ ポート埋め込み部を固定しているフィルムドレッシング材、絆創膏を除去する。

❷ 利き手で穿刺針の翼状部分を持ち、もう片方の指でポート部分を固定。穿刺角度に沿って静かに引き抜く。

❸ 抜針部にアルコール綿を当て、圧迫止血。止血を確認する。

❹ 針は、速やかに専用容器に捨てる。

- 皮膚を傷つけないよう、ていねいに
- 穿刺部周囲の皮膚を押さえて抜針
- アルコール綿で圧迫止血

POINT
患者または家族が抜針する場合

■ 針の留置がトラブルを招く場合。
■ 針の留置が不安・ストレスになる場合。
■ 入浴を希望している場合。

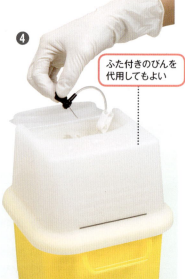

❹ ふた付きのびんを代用してもよい

訪問看護の基本手技

穿刺

2-7

異常がないことを観察して穿刺。確実に穿刺されたことを確認する

バイタルサインやポート部皮膚の異常など、感染徴候がないことを観察して穿刺。
確実に穿刺されたことを確認する。

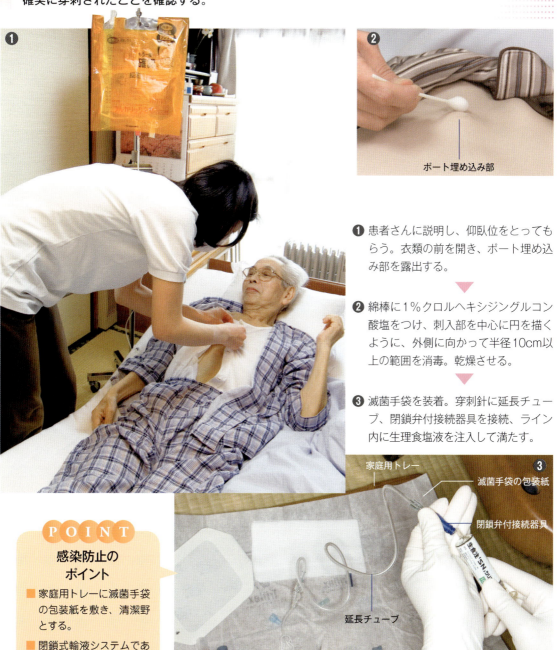

❶ 患者さんに説明し、仰臥位をとってもらう。衣類の前を開き、ポート埋め込み部を露出する。

❷ 綿棒に1％クロルヘキシジングルコン酸塩をつけ、刺入部を中心に円を描くように、外側に向かって半径10cm以上の範囲を消毒。乾燥させる。

❸ 滅菌手袋を装着。穿刺針に延長チューブ、閉鎖弁付接続器具を接続、ライン内に生理食塩液を注入して満たす。

POINT
感染防止のポイント
- 家庭用トレーに滅菌手袋の包装紙を敷き、清潔野とする。
- 閉鎖式輸液システムである閉鎖弁付接続器具を使用し、感染を防止する。

CHAPTER 2

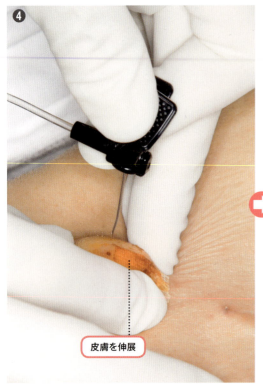

皮膚を伸展

❹ ポート部を指ではさむように押さえて固定、ポート部の皮膚を伸展させる。

❺ ポート中心部に垂直に針を刺入。穿刺針がゴムセプタムを貫き、先端がポートのリザーバー底部に当たるまで確実に穿刺する。

> **POINT**
> **穿刺時の観察ポイント**
> 次の場合は穿刺を中止して、受診を調整する。
> ■ 生理食塩液注入時に患者さんが疼痛を訴える。
> ■ 生理食塩液注入時に抵抗を感じる。
> ■ ポート部が発赤し、腫脹している。

> **POINT**
> **穿刺針のサイズ**
> ■ 穿刺針は、針先端がポート底面に届き、翼部が皮膚面から浮きすぎないサイズが適切である。
> ■ 皮下脂肪の厚さ、ポートサイズにより、患者さんに合った長さの穿刺針を選択する。

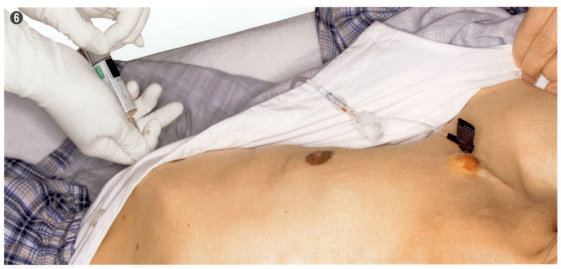

❻ 穿刺針の先端がポート底面に届いていることを確認する。

訪問看護の基本手技

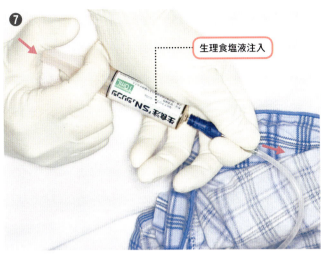
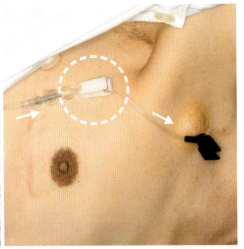

❼ 穿刺針を確認したら、20mL以上の生理食塩水を注入する。

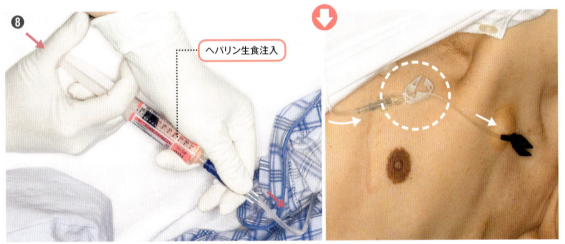

❽ ヘパリン生食5mLを注入する。このとき、最後の0.5mLを注入しながらクランプし、血液の逆流を防ぐ（陽圧フラッシュロック。終了時も同様に行う）。

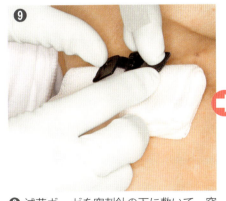
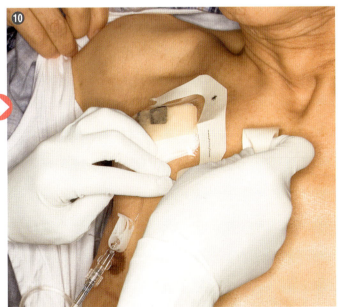

❾ 滅菌ガーゼを穿刺針の下に敷いて、穿刺部（ポート）と羽の隙間を埋める。羽とガーゼを絆創膏で固定する。

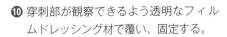

❿ 穿刺部が観察できるよう透明なフィルムドレッシング材で覆い、固定する。

CHAPTER 2

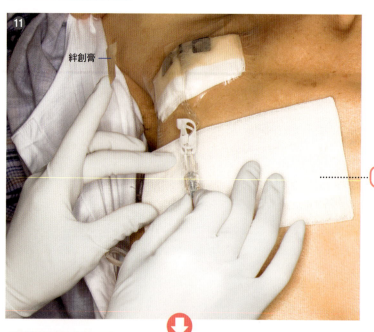

⓫ 輸液を開始する。
滴下が問題なく開始されたことを確認したら、接続部をガーゼで包み、皮膚を保護する。

⓬ ガーゼで包んだ接続部を絆創膏で固定する。

………… ガーゼで皮膚を保護

絆創膏

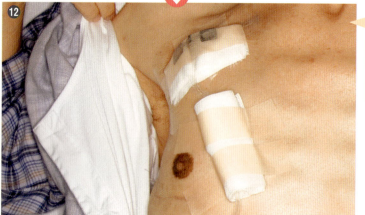

POINT
固定時の注意点
- チューブは、患者さんの動きを妨げることがない位置に固定。穿刺針が引っ張られないよう注意。
- 絆創膏は、肌にやさしいものを選ぶ。

⓭ 輸液の滴下速度を、指示された速度に正しく調整する。

POINT
- チューブ屈曲の有無、患者さんの体位、輸液バッグの高さが滴下速度に影響を与えるため、滴下調整前に確認する。
- 成人用輸液セット：1mL＝20滴。
- 微量用輸液セット：1mL＝60滴。

訪問看護の基本手技

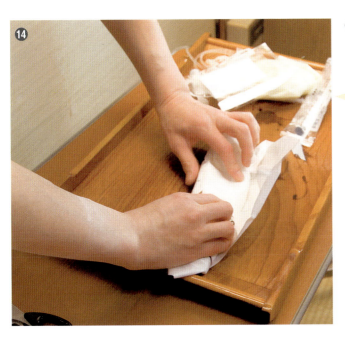

⑭ 廃棄物を滅菌手袋の包装紙で包むなどして、後片付けを行う。

POINT
廃棄物の処理
- 輸液バッグやチューブ、注入器、ガーゼなどは基本的に一般廃棄物として処理する。
- 穿刺針は医療廃棄物として扱う。専用容器やふた付きびんなどに入れ、医療機関や指定の薬局に処理を依頼する。

CHECK!
必要物品の管理者は、患者さんと家族（介護者）

必要物品の管理は、患者さんと家族（介護者）が行う。針交換の際などには、看護師が保管されている物品の中から、必要な材料を出して処置を行う。

管理がきちんとできている患者さんや家族（介護者）であれば、訪問時に必要物品をそろえておいてもらうとよい。

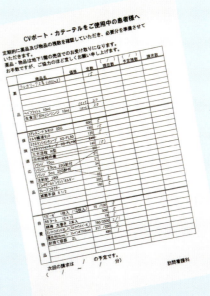

必要物品は、患者さんや家族（介護者）が残数を確認し、看護師が定期的に補充の手配をする。

POINT
- 物品管理表に記入してもらうと、残数管理がスムーズになる。

CHAPTER 2 訪問看護の基本手技 ●在宅中心静脈栄養法

CHAPTER 2

輸液管理

患者さんと家族(介護者)に十分に指導、サポートすることが大切

在宅での輸液管理は、患者さんと家族(介護者)が行う。
パンフレットや電話相談の活用、訪問時の指導が大切である。

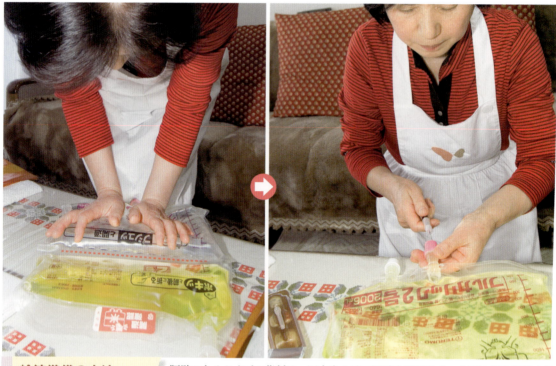

輸液準備の方法　隔壁のあるタイプの薬剤は、圧力をかけて隔壁を開通させ、上下の液を混和する。指示された薬剤を輸液バッグに注入する。看護師は、訪問ごとに家族(介護者)の手技を確認し、指導する。

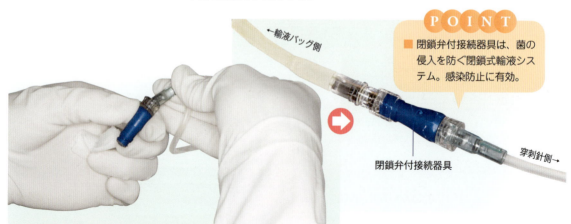

POINT
- 閉鎖弁付接続器具は、菌の侵入を防ぐ閉鎖式輸液システム。感染防止に有効。

閉鎖弁付接続器具の活用　頻回に輸液バッグをつなぎかえる必要がある場合は、閉鎖弁付接続器具を使用。穿刺針側ラインと輸液セットとの間に接続する。

訪問看護の基本手技

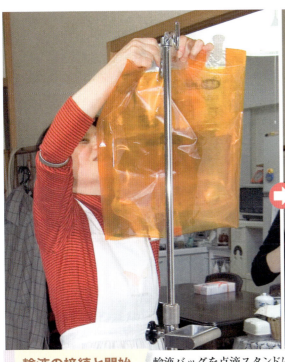
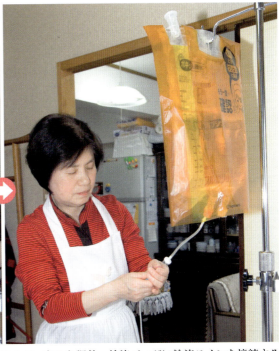

輸液の接続と開始　輸液バッグを点滴スタンドにかけ、高さを調整。輸液バッグに輸液ラインを接続する。滴下筒の1/2〜1/3程度まで液で満たし、さらに輸液ライン先端まで液で満たす。

CHECK!

患者さんと家族（介護者）への指導ポイント

患者さんと家族（介護者）が、中心静脈栄養法を安全に、スムーズに実施できるよう、次の事項を十分に指導することが大切である。
- 輸液バッグの準備と輸液ラインの接続
- 滴下状況の確認方法
- 血液逆流や滴下不良時の対処法
- 抜針方法と抜針後の止血方法
- 皮膚の観察法
- 感染徴候の観察法
- 緊急連絡が必要な場合：
    ①急な発熱
    ②刺入部の発赤・腫脹
    ③滴下不良時にヘパリン生食を注入しようとしても押せない場合　など

POINT
- パンフレットを活用して指導。
- 訪問ごとに手技を確認。できたことをフィードバック。
- 電話相談を活用する。

POINT
滴下数を合わせる際は、次の点を確認するよう指導。
- チューブの屈曲はないか？
- 体の向きはどうか？
- 点滴スタンドの高さは適切か？

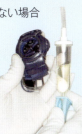
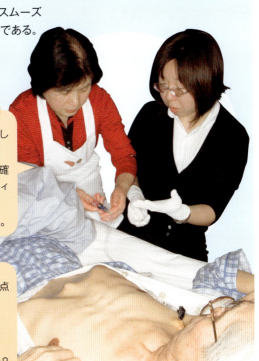

CHAPTER 2

トラブルとその対処法、管理ポイント

輸液・カテーテル・物品を適切に管理

輸液・カテーテル・物品と、中心静脈栄養法をスムーズに行うための管理ポイントは
多岐にわたる。患者さんと家族（介護者）に指導するとともに、
在宅移行時、訪問時の看護師による適切な確認、観察が重要である。

> トラブル
> 対処法

主な輸液トラブルとその対処法		
トラブル	**対処法**	
滴下速度が遅い 滴下が止まった	● クレンメや三方活栓の向き、針の クランプを確認	→OPENにする
	● 点滴スタンドの高さを確認	→患者と輸液バッグに高低差をつける
	● 血液の逆流はないか	→逆流があれば、ヘパリン生食を注入
	● 体の向きを確認	→輸液ラインが体の下に入っていれば直す →ポートを圧迫しないよう体位を工夫
接続部が外れた	● クレンメ、クランプを閉め、外れた部位を消毒して接続しなおす	
輸液バッグやライン から液が漏れた	● 接続部の緩みの有無を確認	→固定しなおす
	● 三方活栓の向きを確認	→正しい方向に向ける
	● 輸液バッグ・ラインの接続部からの 漏れの場合	→一度抜針して消毒し、違う部位に刺し直す
ポート穿刺部から 液が漏れた	● ポート部の穿刺針が浮いていないか、 輸液ラインが引っ張られていないか を確認	→ライン・ポートの羽を元の位置に戻し、 主治医に連絡 →適切なサイズの穿刺針を選択しなおす
輸液ラインに気泡 混入	● 気泡の入っている部分を確認	→滴下筒へ指ではじいて押し上げる
	● 接続部の緩みの有無を確認	→固定しなおす
発熱・気分不快	● 主治医に連絡	
ポート部の発赤・ 腫脹・疼痛	● 主治医に連絡	
点滴スタンドの転倒	● 居住環境を整備して、転倒を防止する	
	● トイレ内の高い位置にフックをつけると、輸液バッグをかけられ、点滴スタンド を持たずに移動できる	

完全皮下埋め込み式カテーテルの管理

穿刺時	穿刺後の生理食塩液注入時に以下の異常があれば、主治医に連絡する。 ● 患者さんが疼痛を訴える。 ● 注入時に抵抗を感じる。 ● ポート部が発赤・腫脹してくる。
固定法	● 穿刺部の異常を早期に発見するため、ガーゼで覆わず、透明なフィルムドレッシング材を使用する。 ● るい痩患者の場合は、穿刺針の下に滅菌ガーゼを厚く敷き、羽が浮かないようにする。
延長チューブ	● 居住環境、ADL、衣服、生活習慣に合わせて長さを選択する。 ● 屈曲・抜去などの事故を防止するため、ループ状にして固定する。

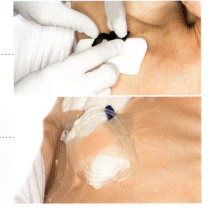

物品管理

薬液・物品	● 薬液や物品は、患者・家族に残数を確認してもらい、定期的に補充する。 ● 高カロリー輸液は、冷暗所に保存。その他の薬剤も冷暗所保存・遮光の指示があれば、遮光袋や箱に入れ、冷蔵庫に保管する。
予備	● 急なトラブルに備え、穿刺セット一式を家に取り置いてもらう。
廃棄	● 輸液セットは、残った薬液を廃棄して、一般廃棄物として捨てる。 ● 穿刺針は専用廃棄容器、もしくはふた付きびんなどに捨て、医療廃棄物として医療機関、または指定の薬局に渡す。

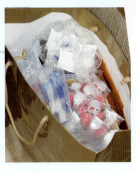
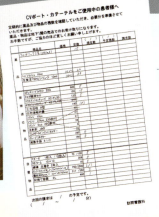

在宅療養へ移行する際の確認ポイント

● 輸液メニューと滴下時間
→入院時より医師に相談し、調合の少ないシンプルなメニューを選択。
　生活状況に合わせた滴下時間の調整

● 自宅での主な介護者

● 家族（介護者）の理解度・習得手技レベル

● 患者さんの病状、検査データ

● 異常時の対処法の指導状況

訪問時の観察ポイント

● バイタルサイン

● 水分出納バランス

● 家族（介護者）の管理状況

● 血液・尿検査

● 患者さんと家族の精神状態
→ストレスや介護負担の増強など

● 合併症の有無
→電解質異常に伴う嘔気・嘔吐、カテーテル異常に伴う疼痛・出血・滴下不良など

CHAPTER 2

CHAPTER 2 訪問看護の基本手技

在宅静脈注射

原則として、在宅では積極的な治療を目的とした静脈注射は
行われないが、患者さんの病態、施設の基準により対応は異なる。
在宅静脈注射を実施するにあたっては、
実施基準の明確化が必要である。

目的

1. 体液バランスの補正・維持、脱水時または栄養補給時の輸液製剤の点滴静脈注射や増血薬・ビタミン製剤の静脈注射を行う。
2. 感染症治療のための抗生剤の静脈注射などを行う。

適応

1. 経口摂取では、脱水や栄養状態などの改善が困難な場合。
2. 治療として、抗生剤の静脈注射が必要な場合。
3. 身体状況や生活環境などから、通院での静脈注射が困難な場合。

在宅でのポイント

1. 在宅では、積極的な治療目的での静脈注射は行われない。実施基準の明確化が必要である。
2. 訪問前に、実施する看護師とほかの看護師とで、5R（正しい薬剤・量・方法・時間・患者）をダブルチェックする。
3. 点滴静脈注射の管理と予想されるトラブル、対処法を家族（介護者）に指導する。
4. 緊急連絡が必要な場合を家族（介護者）に指導する。
5. 長期の在宅静脈注射は、原則として行わない。経管栄養法、中心静脈栄養法を検討する。

訪問看護の基本手技

在宅で静脈注射を実施するには、実施基準の明確化が必要

在宅静脈注射は実施基準を明確にし、
患者さんと家族の同意を得て行うことが重要である。

在宅静脈注射の実施条件

- 実施する看護師が一定の技術レベルにある（一定の臨床経験を有し、輸液に関する研修や講習など、教育を受けている者）
- 実施可能な薬剤である
- 患者さんと家族（介護者）が実施条件を満たしている（理解度・介護力など）
- 緊急時の体制が確立されている
- 化学療法、輸血など、静脈注射の実施条件を満たしている

在宅静脈注射を実施するにあたっての確認事項

- 患者さんと家族が在宅での静脈注射を希望している
- 医師の指示があり、患者さんまたは家族が看護師の静脈注射実施に同意している
- 在宅で静脈注射の管理が可能である
- 静脈注射実施中、看護師が滞在するか、または見守ることができる家族（介護者）などがいる
- 静脈注射の内容について説明を受け、患者さんと家族が理解している
- 脱水や栄養状態改善を目的とした、長期の在宅静脈注射は原則として避ける

根拠
- 点滴静脈注射の実施は、患者さんの生活行動を妨げる
- 痛みを伴う処置である
- 静脈炎などの合併症リスクが増加する
- 患者さんに、拘束感などの精神的ストレスを与える
- 家族に介護負担や精神的ストレスを増強させる

> 在宅静脈注射が長期化することが予測される場合は、患者さんの病態や家族の介護状況などをアセスメントしたうえで、経管栄養法や中心静脈栄養法への変更を検討すべきである

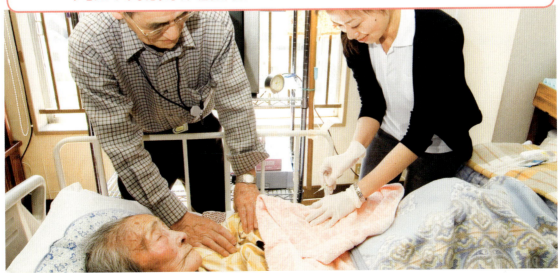

CHAPTER 2
在宅での点滴静脈注射は、患者・家族（介護者）への十分なサポートを

医療者がいないところで、点滴静脈注射を行う患者さんと家族（介護者）の不安、ストレスを理解して、十分にサポートする。

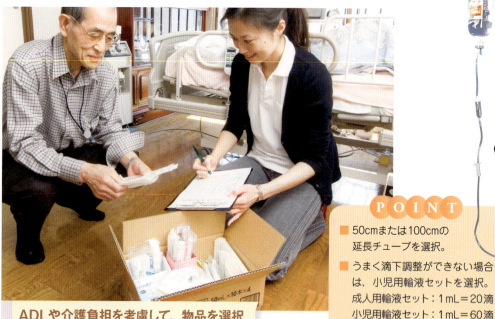

ADLや介護負担を考慮して、物品を選択

在宅で点滴静脈注射を行う際は、患者さんのADLを考慮し、50cmまたは100cmの延長チューブを選択する。また、家族（介護者）が成人用輸液セットでうまく滴下調整ができない場合は、小児用輸液セットを使用する。

POINT
- 50cmまたは100cmの延長チューブを選択。
- うまく滴下調整ができない場合は、小児用輸液セットを選択。
  成人用輸液セット：1mL＝20滴
  小児用輸液セット：1mL＝60滴

POINT
- シンプルな方法を指導。
- 患者さんの身体拘束は最小限に。
- あらかじめ予測されるトラブルについて説明する。

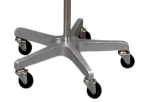

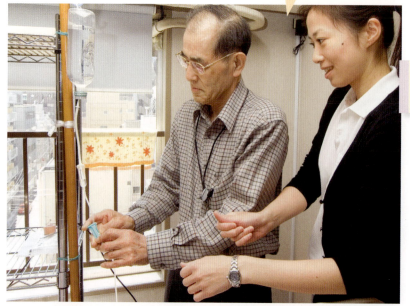

点滴管理がスムーズに行えるよう援助

医療者がいない自宅で点滴静脈注射を行うことは、患者さんと家族（介護者）にとって大きな不安・ストレスを伴う。看護師は、患者さんの身体拘束や侵襲を最小限にし、家族（介護者）には不安なく行えるシンプルな方法を指導して、スムーズに点滴管理が行えるようサポートする。

訪問看護の基本手技

トラブルが発生しやすい部位への穿刺は避ける

在宅では家族（介護者）が輸液管理を行うため、
トラブルが発生しやすい部位への穿刺は避けるべきである。

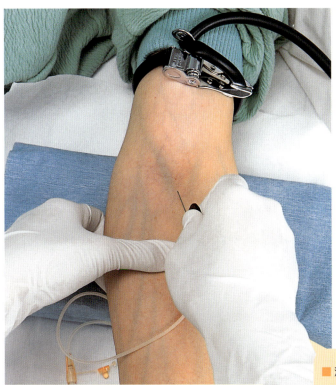

穿刺部位は慎重に選んで、トラブル防止

在宅では、点滴静脈注射の管理を家族（介護者）が行う。このため、下肢や少し動かすだけでも漏れやすい血管への穿刺は避け、トラブルを未然に防止する。

■点滴静脈注射に使われる血管

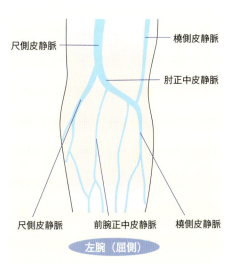

村上美好監修：写真でわかる臨床看護技術．インターメディカ，p6, 2004 より

POINT

- 漏れにくい部位を選んで穿刺する。
- 下肢静脈は、静脈炎や血栓症の危険性が高い。
- 何回か穿刺する場合は、静脈の末梢側から穿刺する。
- 長時間持続注入の場合は留置針を選択し、血管損傷を予防する。

CHECK!

5Rを守って、静脈注射を安全に！

静脈注射を安全に実施し、事故を防止するためには、次の5Rを守ることが重要である。

1. Right drug：正しい薬剤
2. Right dose：正しい量
3. Right route：正しい方法
4. Right time：正しい時間
5. Right patient：正しい患者

| 1 Right drug 正しい薬剤 | 2 Right dose 正しい量 | 3 Right route 正しい方法 | 4 Right time 正しい時間 | 5 Right patient 正しい患者 |

5R

患者宅を訪問する前に、実施する看護師およびほかの看護師で、以上の5Rをダブルチェックして確認する。

CHAPTER 2
管理の方法、トラブルへの対処法を患者・家族に指導する

患者さんと家族（介護者）には、点滴静脈注射の管理法、予想されるトラブルと対処法を十分に指導する。

POINT
- 点滴スタンドの代わりにS字フックや鴨居、カーテンレールなどを利用して、輸液ボトルをかけることができる。

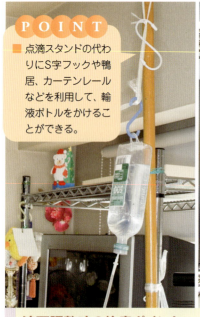

滴下調整時の注意ポイント

滴下調整を行う前に、輸液ボトルの高さ、チューブ屈曲の有無、患者さんの刺入部や体の向きを確認するよう指導する。

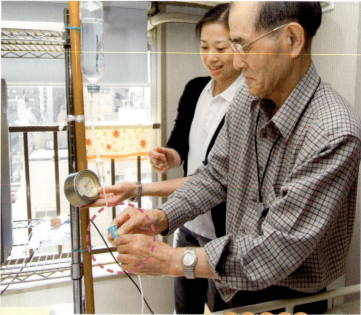

POINT
- 輸液ボトルの高さ、チューブ屈曲、患者さんの体位によって滴下状態が変化するので注意。

輸液が皮下に漏れると、発赤・腫脹がみられる

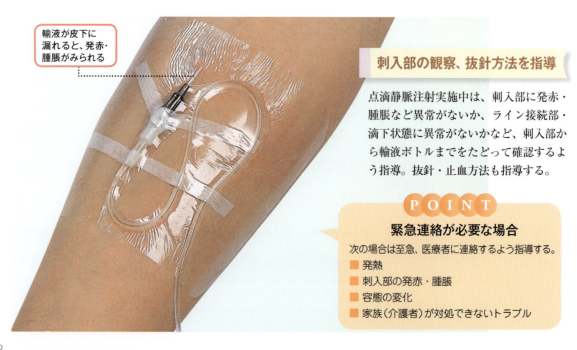

刺入部の観察、抜針方法を指導

点滴静脈注射実施中は、刺入部に発赤・腫脹など異常がないか、ライン接続部・滴下状態に異常がないかなど、刺入部から輸液ボトルまでをたどって確認するよう指導。抜針・止血方法も指導する。

POINT
緊急連絡が必要な場合

次の場合は至急、医療者に連絡するよう指導する。
- 発熱
- 刺入部の発赤・腫脹
- 容態の変化
- 家族（介護者）が対処できないトラブル

訪問看護の基本手技

訪問時は患者さんの状態・管理状況を観察。トラブルには迅速に対処する

在宅静脈注射を行う場合の観察ポイント、トラブル時の対処法は
以下の通りである。

訪問時の観察ポイント

- バイタルサイン
- 水分出納バランス
- 患者さんの症状：嘔気、気分不快、行動制約に伴う関節痛、薬剤の副作用など
- 感染徴候の有無
- 検査データ：血液検査（腎機能、電解質、貧血など）データの把握、尿検査データの把握
- 穿刺部の状態：発赤、腫脹、熱感、疼痛、滲出液の有無、神経損傷の有無（痛みやしびれの有無）
- 血栓性静脈炎の有無：輸液ラインの閉塞や血液逆流がなかったか
- 家族の管理状況：管理手順、清潔操作、異常時の対処法など、家族の習熟度
- 患者さんと家族の静脈注射に対する思い、精神状態、注射効果の有無、介護負担など
- その他の合併症の有無

起こりやすいトラブルとその対処法

	トラブル	対処法
注射前	誤薬	● 直ちに投与中止。副作用の観察を行う
注射中	血液逆流	● 輸液バッグを高い位置におく ● 一時的に滴下を止め、ヘパリン生食を注入
	空気誤入	● 三方活栓や接続部から、空気が抜けるまで液を流す ● 指ではじいて滴下筒に上げる
	閉塞	● 抜針し、刺しなおす
	アレルギー反応 アナフィラキシー症状	● 直ちに投与中止。重篤な場合は病院に搬送する ● 予防や治療にはステロイドホルモンが有効
	血管外漏出	● 直ちに投与中止
	静脈炎	● リバノール湿布やステロイド外用薬を塗布
	皮下血腫	● 十分な圧迫止血を行う
	動脈穿刺	● 5分以上、圧迫止血を行う
	末梢神経損傷	● 直ちに抜針
その他	感染 針刺し事故	● 感染対策に関するCDCガイドラインに沿って対応 ● 各施設ごとの対策を確認、処置を行う

CHAPTER 2 訪問看護の基本手技 ●在宅静脈注射

83

CHAPTER 2 訪問看護の基本手技

在宅酸素療法

在宅酸素療法は、自宅で患者さんと家族（介護者）が自ら管理し、
酸素吸入を行う。適切に実施するには、酸素供給装置の管理、
日常生活の過ごし方、緊急時の対応などを指導し、
ともに問題点を解決していくアプローチが重要である。

目的
- 自宅で酸素吸入を行い、低酸素血症を改善・予防して、心肺機能を維持したり、呼吸苦の軽減を図り、日常生活の場を広げることを目指す。

適応
1. 血液ガス価分析でPaO_2が55mmHg以下の場合、または60mmHg以下で、睡眠時または運動負荷時に著しい低酸素血症をきたす場合。
   ＊適応患者の判定に、経皮的動脈血酸素飽和度測定器による酸素飽和度を用いることができる。
2. 対象となる主な疾患は、慢性閉塞性肺疾患（肺気腫・慢性気管支炎・び漫性汎細気管支炎など）、肺結核後遺症、気管支拡張症、間質性肺炎など。

在宅でのポイント
1. 訪問時に呼吸状態・全身状態をチェックする。
2. 患者さんと家族（介護者）の自己管理能力、生活スタイルに応じた管理方法が行われているかどうかをアセスメントする。
3. 酸素供給装置の管理が確実にできるよう指導する。
4. 緊急時の対応法を指導する。
5. 日常生活の過ごし方を指導する。
6. 排痰法・呼吸訓練法を指導、または訪問時に実施する。

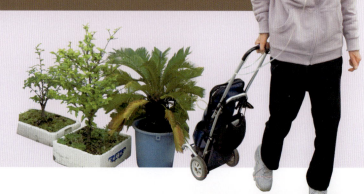

訪問看護の基本手技

訪問時に必要なアセスメント

訪問日までの状態も含め、フィジカルアセスメント

訪問時の状態だけでなく、訪問日までの情報も含めてフィジカルアセスメントを行う。

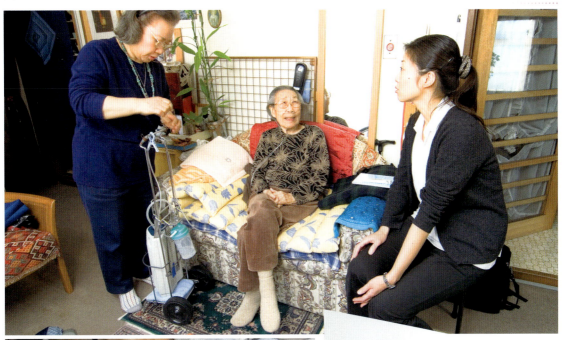

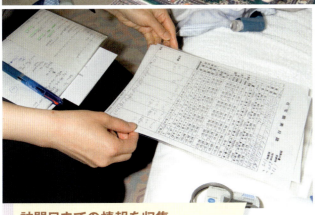

訪問日までの情報を収集

在宅療養日誌をつけてもらい、訪問時にはそれをみながら、訪問日までの状態を情報収集する。

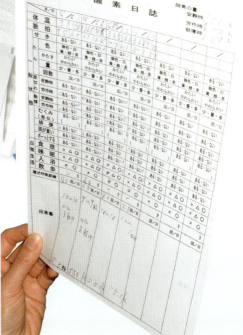

POINT

■ 在宅療養日誌には、体温・脈拍、咳や痰、息切れなどの一般状態、日常生活などの項目を設け、観察項目を簡潔に、漏れなく記入できるようにする。

CHAPTER 2

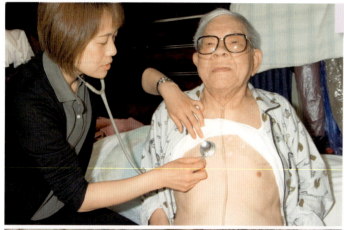

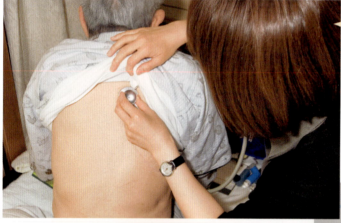

呼吸状態をチェック（聴診）

聴診を行い、呼吸音、肺雑音の有無を確認。そのほか、動脈血酸素飽和度、努力様呼吸、チアノーゼ、咳・痰、自覚症状、高二酸化炭素血症（CO_2ナルコーシス）症状の有無などを観察する。
慢性閉塞性肺疾患（COPD）は、CO_2ナルコーシスを合併しやすいので注意する。

POINT
- CO_2ナルコーシスは酸素過剰、感染症により合併しやすい。症状があれば採血を行い、二酸化炭素分圧や感染所見を評価。主治医の指示により酸素流量の変更、抗生剤投与、入院治療などを行う。

全身状態をチェック

発熱・浮腫・体重・水分出納などを観察。肺疾患に合併しやすい肺性心（p102参照）や肺炎などを早期に発見する。

POINT
- 心疾患や神経疾患など、併せ持つ他疾患の状態を合わせてアセスメント。
- 心疾患があると、心不全に陥りやすい。
- 神経疾患によっては、運動機能低下により呼吸不全が生じやすい。

CHECK!
CO_2ナルコーシスとは？

CO_2ナルコーシスとは、高二酸化炭素血症のことである。図のように、静脈血中の二酸化炭素は肺胞腔内へ拡散によって移行する。肺疾患による拡散障害や肺胞低換気により血液中に二酸化炭素が蓄積すると、高二酸化炭素血症となる。精神・神経症状（意識障害・頭痛・めまいなど）が起きる。

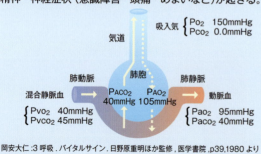

岡安大仁：3 呼吸．バイタルサイン．日野原重明ほか監修．医学書院．p39,1980 より

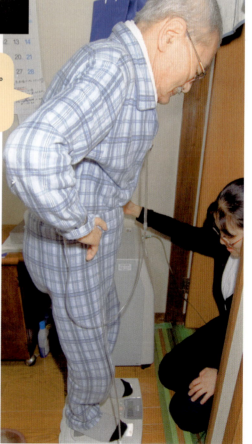

訪問看護の基本手技

酸素供給装置が、適切に選択されていることを確認

酸素供給装置は医師が選択する。
訪問時には、患者の年齢・理解度、住居や酸素流量に応じて
適切に選択されていることを確認する。

酸素供給装置の種類と特徴			
種類 （携帯用）	酸素吸入流量 （酸素濃度）	動力	保険点数加算 その他
高圧酸素ボンベ （携帯ボンベ）	流量計により 10L/分以上可能 （100%）	不要	3,950点（携帯用880点） ● 電源不要、電気代がかからない。 ● 容量が少ない。 ● ボンベ交換が必要。 ● 日の当たるところには置かない（酸素が膨張し、安全弁が作動して、酸素が抜ける）。
酸素濃縮器 （携帯ボンベ）	~7L/分 （90%以上）	電気* ＊電気代は機器・W数により異なるが、24時間装着で4,000~5,000円/月程度	4,000点 ● 停電時の酸素供給が不可能。 ● フィルターの清掃が必要。
液体酸素 （子機） ＊充填方法が難しく、現在ではあまり使用されていない。	~6L/分 （ほぼ100%）	不要	3,970点（携帯用880点） ● 電源不要、電気代がかからない。 ● 自分で子機に充填できる。 ● 子機への充填方法にコツがある。 ● 満タンにしても、自然に気化してしまう。 ● 飛行機への持ち込み不可。

CHAPTER 2 訪問看護の基本手技 ● 在宅酸素療法

CHAPTER 2
在宅酸素療法の管理状況を アセスメント

在宅酸素療法の管理状況、管理能力、
生活に上手に酸素療法を取り入れているかどうかをアセスメントする。

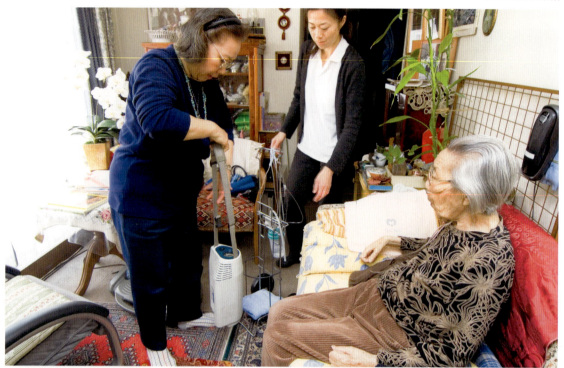

管理状況を漏れなく確認

在宅酸素療法の管理状況を漏れなく確認するため、チェックリストを作成するとよい。
さらに、患者さんと家族（介護者）が酸素療法の効果を実感できているか確認。
効果を実感できていなければ、問題を整理し、ともに解決策を探る。酸素療法の効果を実感することが、何よりも継続への動機付けとなる。

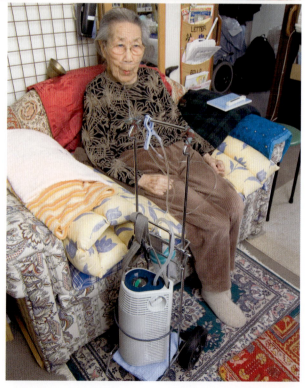

アセスメント項目
1 酸素供給装置の管理状況
2 生活スタイル・住居・活動範囲・ADL
3 患者・家族（介護者）の管理能力、理解度
4 酸素療法を上手に生活に取り入れているか
5 酸素療法の効果を実感しているか

88

訪問看護の基本手技

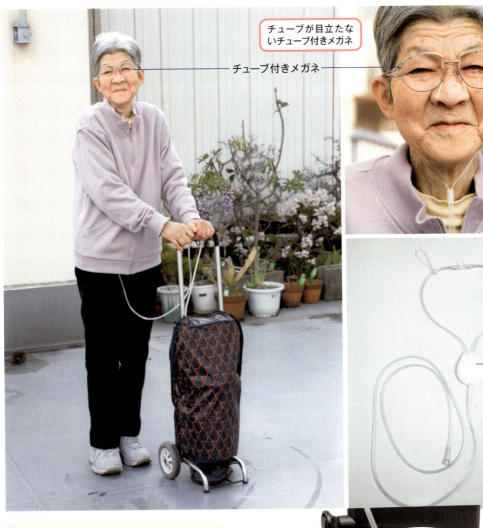

チューブが目立たないチューブ付きメガネ
チューブ付きメガネ
リザーバー
リザーバー式チューブ

酸素節約器具を活用

「酸素吸入量が多い」「外出時間が長い」場合は、呼吸同調型酸素供給調節器やリザーバー式チューブを用いると、酸素使用量を節約することができる。
さらに、チューブ付きメガネを使用すれば、チューブが目立たないため、積極的に外出や散歩を楽しむきっかけとなる。器具の工夫により、活動範囲が広がっていく。

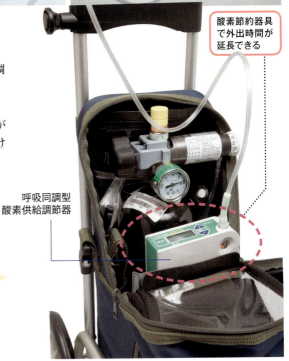

酸素節約器具で外出時間が延長できる
呼吸同調型酸素供給調節器

POINT
酸素節約器具とは
- 呼吸同調型酸素供給調節器：デマンドバルブにより吸気時のみ酸素を供給し、酸素使用時間を約3倍に延長できる。
- リザーバー式チューブ：リザーバーに酸素をためることで、より高流量の酸素を吸入できる。

CHAPTER 2 訪問看護の基本手技 ● 在宅酸素療法

CHAPTER 2

患者・家族による機器管理

酸素供給装置の管理を安全に、適切に行うために

患者さんと家族（介護者）が、酸素供給装置の管理を適切に行えるよう、看護師による指導が重要である。

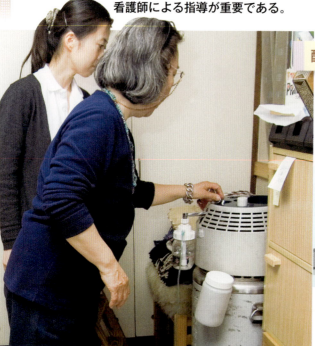

酸素供給装置は、火気から2m以上離す

酸素供給装置は引火の危険性があるため、ガスレンジやストーブなど、火気から2m以上離して設置することが重要である。

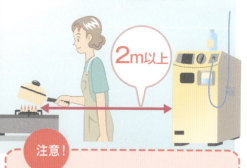

注意!
酸素に引火すると、重大な事故を招く可能性がある。装置から2m以内は、喫煙も含めて火気厳禁。

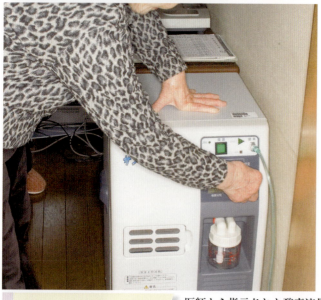

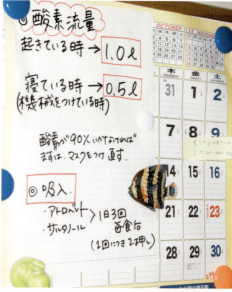

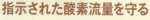
指示された酸素流量を守る

医師から指示された酸素流量を守ることが大切である。安静時・労作時・睡眠時ごとに酸素流量の変更が指示されている場合は、そのつど変更する。

POINT
■ 酸素流量は、みやすい場所に掲示しておくとよい。

訪問看護の基本手技

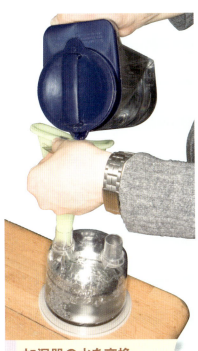

加湿器の水を交換

加湿器の水は、精製水または蒸留水を使用し、1日1回交換する。
細菌感染リスクと加湿効果の観点から、酸素流量3L以下の場合は、加湿器を使用しない。

フィルターの清掃

酸素供給装置のフィルターは、毎日掃除機などでほこりをとり、週1回は中性洗剤で洗浄する。

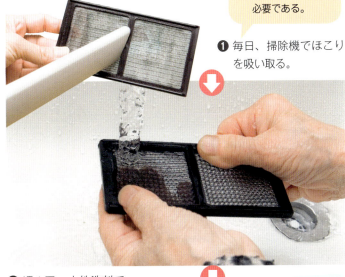

> **POINT**
> ■ フィルターの詰まりは、酸素供給装置の機能に影響するため、清掃を欠かさず行うことが必要である。

❶ 毎日、掃除機でほこりを吸い取る。

❷ 週1回、中性洗剤で洗う。

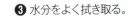

❸ 水分をよく拭き取る。

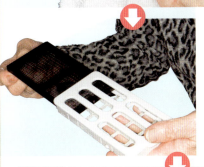

❹ フィルターのカセットに戻す。

❺ 酸素供給装置に取り付ける。

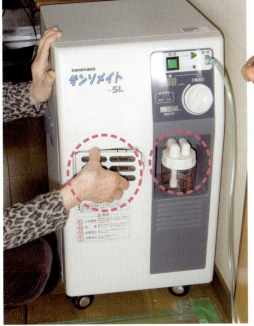

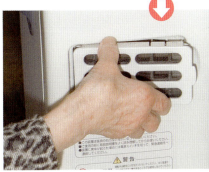
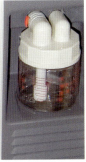

CHAPTER 2

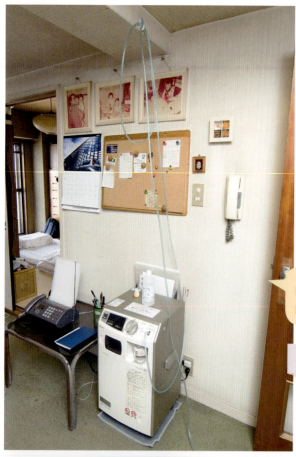

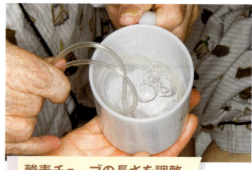

酸素チューブの長さを調整

酸素チューブは、活動範囲や居住空間に合わせて長さを調整。接続部の緩み、外れ、チューブの閉塞、屈曲がないかを確認する。

POINT
- チューブや延長チューブは、必ず予備を用意する。
- チューブをコップの水に入れて、酸素が出ていることを確認。

携帯用酸素へのつなぎ替えを練習

"面倒""怖い""方法がよくわからない"などの理由で、携帯用酸素へのつなぎ替えをしたがらないケースは多い。外出の機会を増やすためには、携帯用酸素へのつなぎ替えを練習し、慣れてもらうことが必要。

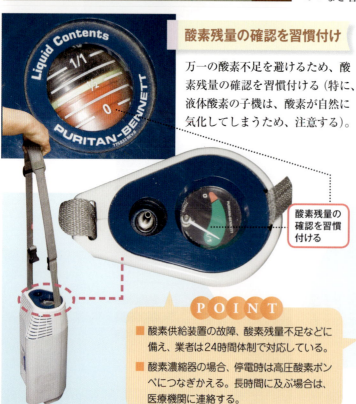

酸素残量の確認を習慣付け

万一の酸素不足を避けるため、酸素残量の確認を習慣付ける（特に、液体酸素の子機は、酸素が自然に気化してしまうため、注意する）。

酸素残量の確認を習慣付ける

緊急時の連絡先を明記

緊急時の対応・連絡先を明記し、目に付く場所に掲示するとよい。

訪問看護を受けている患者様へ

連絡先：聖路加国際病院　訪問看護ステーション
電　話：03－5550－7042（直通）
受付時間：月～金、午前8:00～午後5:00
留守番電話になっている場合は、お名前・メッセージを入れてください。後ほどこちらからご連絡いたします。

★緊急時、または上記以外の時間、土・日・祝日は、
① 070－6444－××××
② 070－6444－××××

①に連絡がつかない場合は、②にご連絡ください。

★来院時は、保険証・診察カードをお持ちください。
＜寝台車の手配＞
東京消防庁　民間救急コールセンター　0570－039－099

〒104-8560
東京都中央区明石町9-1
聖路加国際病院1号館2階
聖路加国際病院　訪問看護ステーション

POINT
- 酸素供給装置の故障、酸素残量不足などに備え、業者は24時間体制で対応している。
- 酸素濃縮器の場合、停電時は高圧酸素ボンベにつなぎかえる。長時間に及ぶ場合は、医療機関に連絡する。

日常生活の過ごし方

日常生活の過ごし方を具体的に、患者さんと家族に指導

感染防止、食事、便秘予防、入浴、散歩など、日常生活の過ごし方を具体的に指導する。

うがい、手洗いで感染防止

外出後は必ず、うがい、手洗いを行い、感染を防止する。人混みに出る場合は、マスクを着用するとよい。
風邪の症状が出たら、早めに受診する。

POINT
- 感染によりCO_2ナルコーシス（p84参照）、肺性心（p102参照）を併発しやすいので注意する。

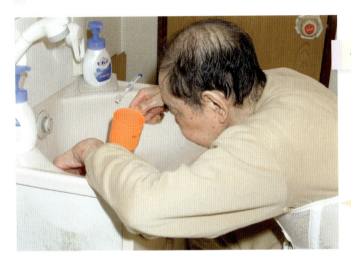

食事はゆっくり、腹八分目

食事は酸素を吸いながら、ゆっくりかんで、ゆっくりと飲み込む。栄養不足は呼吸筋の働きを低下させてしまうため、栄養バランスを整えることが大切である。
また、満腹まで食べず、腹八分目にとどめる。満腹は横隔膜を挙上させ、換気を制限してしまう。

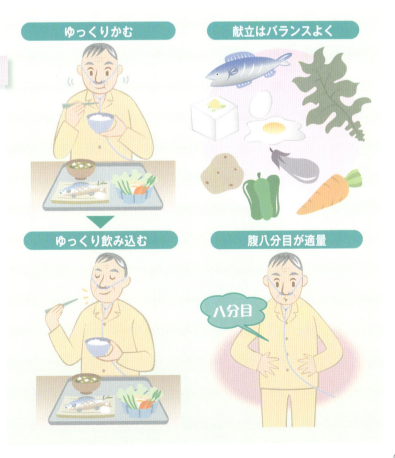

CHAPTER 2

便秘は、酸素療法の大敵！

便秘をすると腸に便やガスが貯留し、換気が制限される。食物繊維、水分を十分に摂取し、1日1回排便する習慣をつけることが大切である。
排便がみられなければ、お腹に「の」の字を描くマッサージを試み、腸の働きを助ける。

> **POINT**
> ■ ケアを行っても効果がみられないなど、必要時には下剤を使用する。

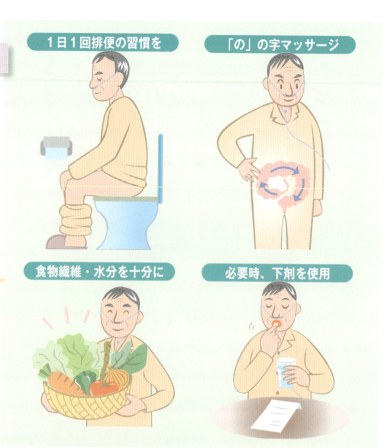

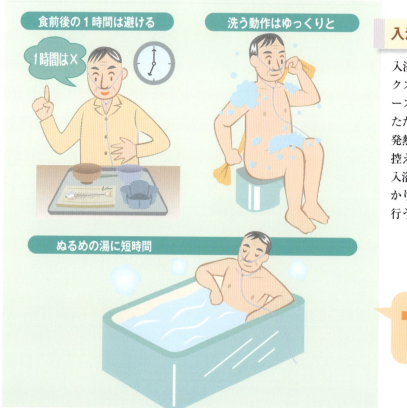

入浴はマイペースで

入浴は疲労回復とともに、リラックス効果がある。自分に合ったペースで入浴する。
ただし、食前後1時間以内は避け、発熱・呼吸苦がある場合は入浴を控える。
入浴時は、ぬるめの湯に短時間つかり、体を洗う動作はゆっくりと行う。

> **POINT**
> ■ 呼吸苦のある時には、肩まで湯につからないようにしたり、シャワー浴にする。

訪問看護の基本手技

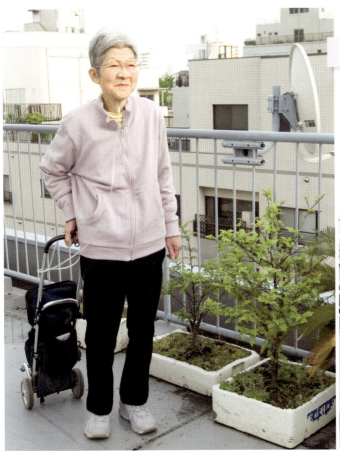

散歩で気分転換、便秘予防

散歩はよい気分転換になり、酸素チューブにつながれた生活に張りを与えてくれる。運動することで、便秘予防にもつながる。運動時には酸素消費量が増えるため、必ず酸素吸入をしながら外出。呼吸苦があれば休憩をとる。

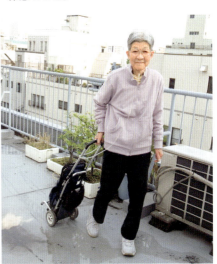

POINT

日常生活の過ごし方は、冊子を作って指導

日常生活の過ごし方は、さまざまな指導事項があり、
患者さんと家族（介護者）に一度に理解してもらうのはむずかしい。
自己管理能力を高めるためには、繰り返し教育することが必要である。

日常生活の過ごし方は、わかりやすい冊子を作って渡し、
訪問時以外にも患者さんと家族（介護者）が、いつでも確認できるようにしておくとよい。

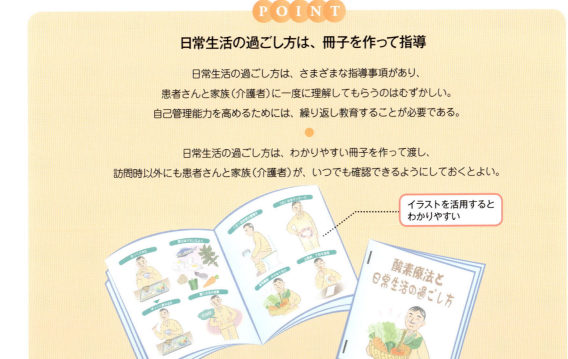

イラストを活用するとわかりやすい

CHAPTER 2 訪問看護の基本手技 ● 在宅酸素療法

CHAPTER 2

呼吸理学療法

日常的に継続できる方法で、排痰、呼吸訓練を行うことが大切

呼吸理学療法は、訪問時に一時的に行うだけでは効果が得られない。
呼吸状態、患者さんと家族（介護者）の管理能力に応じて、継続可能な方法を指導する。

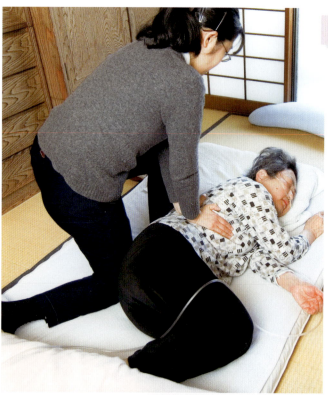

さまざまな排痰法を実施

体位ドレナージ、軽打法、振動法、スクイージングなどさまざまな方法で排痰を促す。例えば、週2回の訪問時にスクイージングを行い、ほかの日は市販のマッサージ器を用い、自分で振動法を行うなどのケースがある。

スクイージングを実施

スクイージングは呼気時に胸郭の動きに合わせて圧迫し、呼気のスピードを速めて痰の移動を促す方法である。

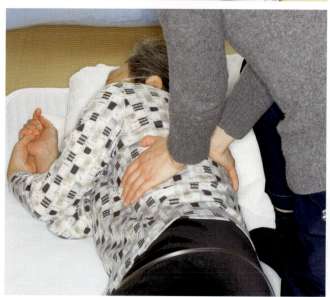
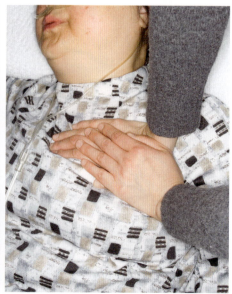

訪問看護の基本手技

マッサージ器で振動法

振動法は、胸や背中に振動を与え、痰の移動を促す方法である。
市販のマッサージ器を用いれば、患者さん自ら、振動法で排痰を促すことができる。

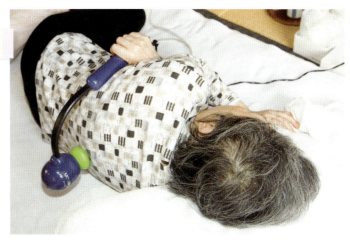

口すぼめ呼吸で呼気を十分に

慢性閉塞性肺疾患の場合、呼気時に気道が塞がり、十分に息が吐けない。
口をすぼめて息を吐くことで、口元に抵抗ができて気道が広がり、より多く呼気が行える。

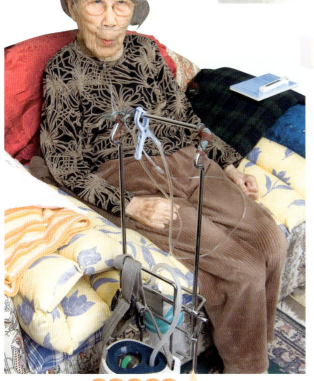

POINT
呼吸訓練法
口すぼめ呼吸や腹式呼吸といった呼吸訓練法を行うことで、換気量を増やすことができる。
- 口すぼめ呼吸：口元に抵抗ができて気道が広がり、呼気が増える。
- 腹 式 呼 吸：横隔膜を上下させ、1回の換気量が増える。

腹式呼吸を実施

腹式呼吸は、横隔膜を上下させるため、1回の呼吸で多くの換気を行うことができる。

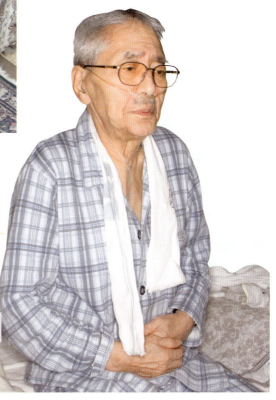

CHAPTER 2

CHAPTER 2 訪問看護の基本手技

在宅人工呼吸療法（マスク）

マスクを用いて、非侵襲的陽圧換気（NPPV：non-invasive positive pressure ventilation）を行う。
マスクによる在宅人工呼吸療法は患者さんの理解と協力が不可欠であり、
訪問看護師の支援が重要である。

目 的

1. 呼吸の補助、低酸素血症の改善や高二酸化炭素血症の予防、呼吸筋疲労の回復により、肺機能の維持、病状の安定を図る。
2. 呼吸困難や体調の改善、生活の質の向上が期待できる。

適 応

1. Ⅱ型呼吸不全で高二酸化炭素血症の管理が必要な場合。
2. 意識がしっかりしており、呼吸療法に協力的な場合。
3. 痰の自己喀出が可能である場合。
4. マスクをつけることが可能である場合。

在宅でのポイント

1. 患者さんの理解と協力を得て、マスクによる人工呼吸療法を継続できるよう支援する。
2. 訪問時に、以下の点をアセスメントする。
   ●呼吸音　●マスクの装着状態　●呼吸器との同調　●呼吸器感染の有無　●高二酸化炭素血症の有無　●水分バランス　●入院の必要性
3. 人工呼吸器の管理を行う。
4. 患者さんと家族（介護者）に人工呼吸器の取り扱い、日々のメンテナンス、トラブル時の対応を指導する。
5. 患者さんと家族（介護者）に排痰法、上気道感染症予防を指導する。

マスクによる非侵襲的陽圧換気

マスクによる人工呼吸療法は、患者さんの理解と協力が大切

非侵襲的陽圧換気（NPPV）の適応であっても、
患者さん自身の理解と協力がなければ、マスク療法の継続は困難。
退院後の継続的支援は、訪問看護師の重要な役割である。

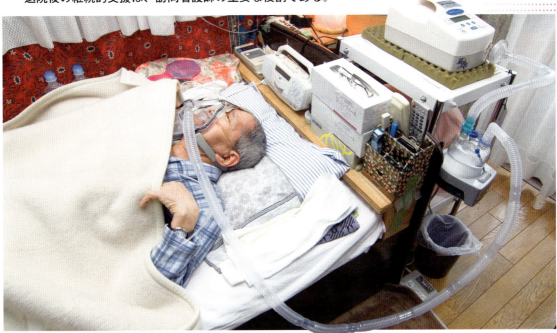

NPPVが継続できない場合

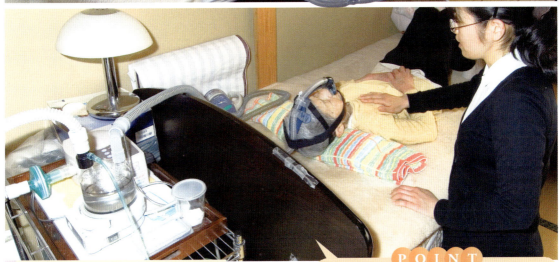

NPPVの適応であっても、マスクに慣れることができない、患者さんの呼吸リズムと人工呼吸器が同調しないなどの理由から、継続できない場合がある。

POINT
NPPVが継続できない理由

- マスク装着時に違和感がある。
- 換気圧に対する不快感がある。
- 患者さんの呼吸リズムと人工呼吸器が同調しない。

CHAPTER 2

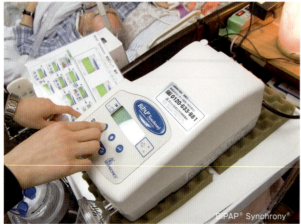

BiPAP® Synchrony®
KnightStar330®

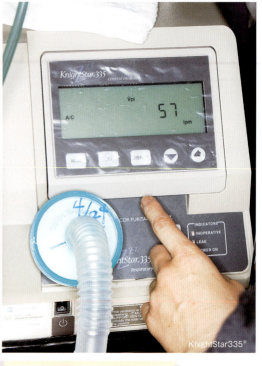

KnightStar335®

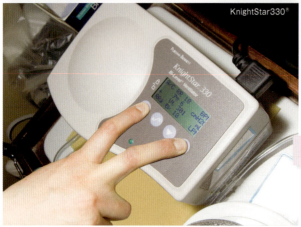

人工呼吸器の選択

人工呼吸器やマスクのタイプは、入院中に主治医、看護師、臨床工学技士が連携して選択、調整を行う。

マスクの選択

マスクはブリーズマスク、フェイスマスク、口鼻マスクなどがあり、患者さんの状態と人工呼吸器に合わせて選択する。

POINT
- マスクの選択は、その後の呼吸状態、人工呼吸療法の継続にかかわる重要なポイントである。

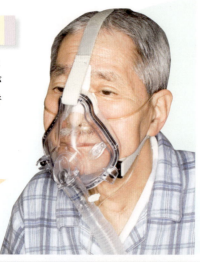
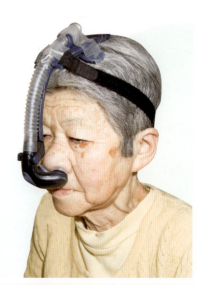

NPPVのメリット・デメリット

メリット	デメリット
● 気管切開の必要がない。 ● 気道粘膜の機能を損なわない。 ● 会話が可能である。 ● マスクが患者さんに合わないなどの場合は、医師と相談のうえ対策をとる。	● マスクと陽圧を受け入れられない場合は使用できない。 ● 意識レベルが低い患者や譫妄患者には使用できない。 ● 誤嚥の危険性がある場合は使用できない。 ● 痰が極端に多い場合や、自己喀出できない場合は、使用できない。

訪問時の観察ポイント

フィジカルアセスメントと人工呼吸器管理の確認が重要

フィジカルアセスメントでは、感染や
高二酸化炭素血症（CO_2ナルコーシス；p84参照）の有無判定がポイント。
さらに、入院の必要性や人工呼吸器管理の状況を確認する。

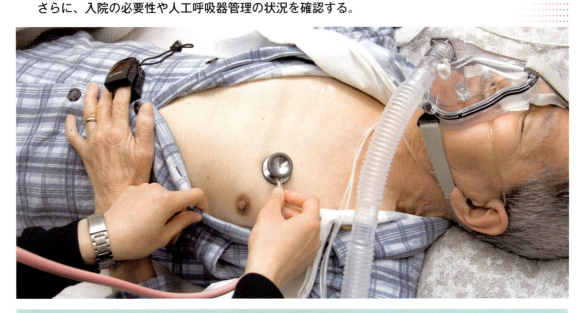

呼吸音の聴診部位

（正面）　（側面）　（背面）

古谷伸之ほか：胸部（肺）の診察．診察と手技がみえる Vol.1, 田邊政裕編集, メディックメディア, p80, 2005 より

呼吸音を聴取

ていねいに呼吸音を聴取し、通常安定時の呼吸音と比較。副雑音の有無を確認する。副雑音には、表のような種類がある。

副雑音の種類

副雑音	連続性ラ音：喘鳴	● 高音性連続音(wheeze)
		● 低音性連続音(rhonchus)
	断続性ラ音：crackle	● 粗い断続音(coarse crackle)
		● 細かい断続音(fine crackle)

CHAPTER 2

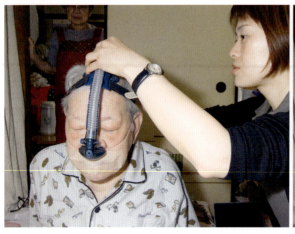
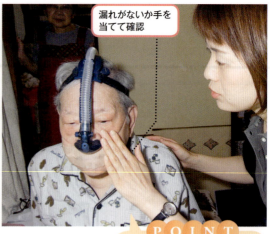

漏れがないか手を当てて確認

マスクを装着して調整

訪問時には患者さんにマスクを装着してもらい、種類やサイズを確認。フィッティングの調整を行う。

POINT
■ 装着時の漏れの有無を確認。漏れがないよう調整を行うことが重要。

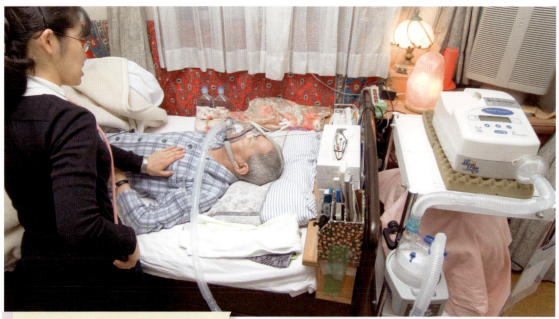

呼吸の観察、装着時間の確認を

換気圧と呼吸のしやすさ、人工呼吸器と患者さんの呼吸の同調、胸郭の動きなどを観察。実際の装着時間を確認することも必要である。

換気状態を評価

パルスオキシメーターで動脈血酸素飽和度を測定。必要時は動脈血ガス分析などを行い、換気状態を評価する。

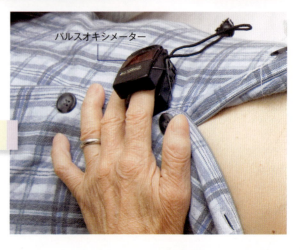

パルスオキシメーター

訪問看護の基本手技

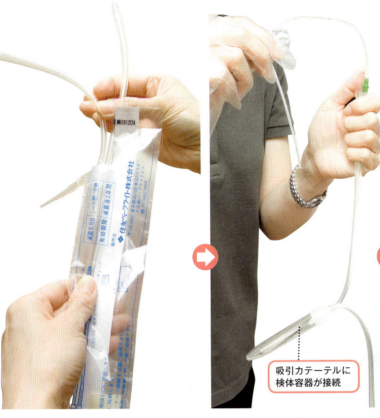

> **POINT**
> ■ 喀痰細菌培養検査キットを家庭に常備しておくと、急な変化にもタイムリーに対応できる。

> **POINT**
> ■ 喀痰細菌培養検査に提出する。

吸引カテーテルに検体容器が接続

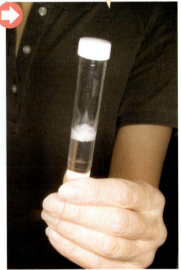

喀痰細菌培養検査で肺炎・上気道感染の有無を評価

痰の色の変化、量の増加、発熱（38℃以上）などの情報により緊急訪問。血液検査や喀痰細菌培養検査を行い、肺炎・上気道感染の有無を評価。全身状態・呼吸状態を総合的に評価し、治療の要否を判断する。

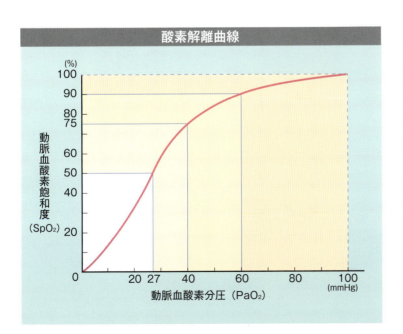

酸素解離曲線

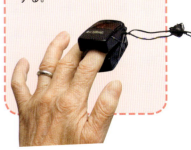

> **注意！**
> 低酸素・CO_2ナルコーシスに注意！
>
> PaO_2・$PaCO_2$を評価し、低酸素や高二酸化炭素血症（CO_2ナルコーシス）に注意する。

103

CHAPTER 2

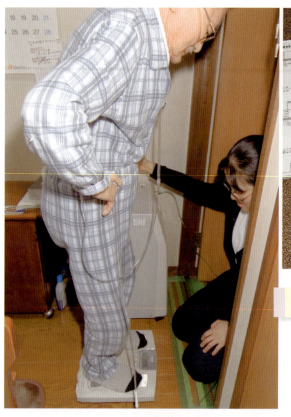

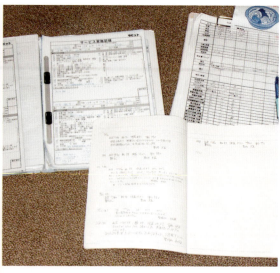

水分バランスを観察し、心不全を評価

在宅では胸部レントゲン検査ができないため、水分摂取量と尿量の測定、浮腫の有無の観察、体重測定により、心不全を評価する。

肺性心の発生機序と症状

肺の疾患から心臓に負担がかかり、右室肥大となることを「肺性心」という。

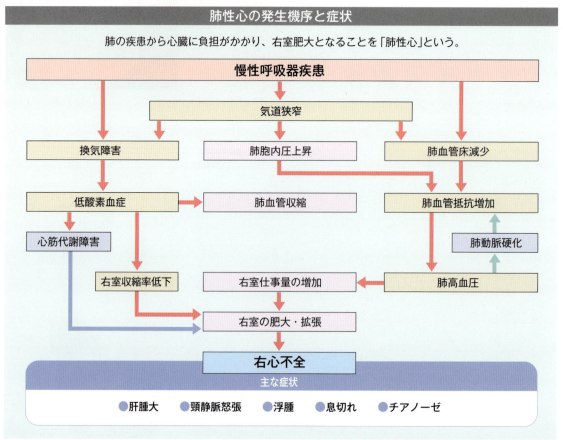

坪井良子監修：4 主な疾患と看護．成人看護学（Ⅱ）．看護学サマリー第3巻．学習研究社，p23,1991より

訪問看護の基本手技

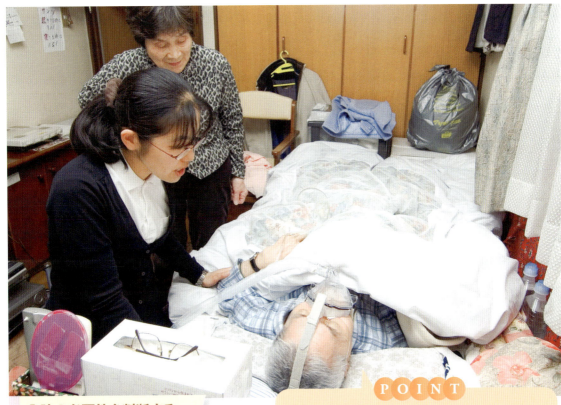

入院の必要性を判断する

在宅では訪問看護師が、肺炎の程度や呼吸状態などから入院の必要性を判断する必要がある。
患者さんの身体状況のほか、患者さんと家族（介護者）の精神状態、介護力なども考慮して検討する。

POINT
入院の必要性は、以下のポイントを考慮して検討
- 肺炎の程度は？
- 呼吸状態（低酸素血症・CO_2ナルコーシス・苦痛症状）は？
- 痰が増加し、NPPVの継続が不可能？
- 食事・水分摂取は？
- 患者さんと家族（介護者）の不安は？　自宅介護の限界は？
- 家族（介護者）の休息も兼ね、検査目的での入院は？

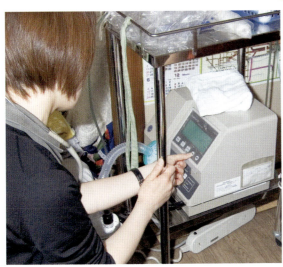

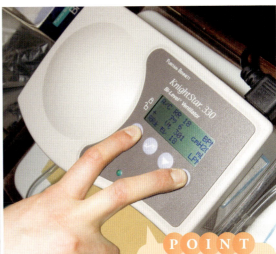

人工呼吸器の設定を確認

訪問時には、人工呼吸器が指示通りの設定になっていることを確認する。

POINT
- 人工呼吸器は、設定ボタンにロックをかけられるタイプが安全である。

CHAPTER 2　訪問看護の基本手技　● 在宅人工呼吸療法（マスク）

CHAPTER 2

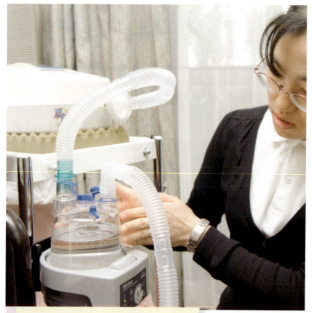

回路の接続、加湿器を点検

回路の接続に緩みや漏れはないかを点検する。さらに、加湿器の水は定期的に交換されているか、温度は適切かを確認する。

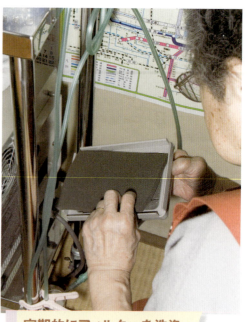

定期的にフィルターを洗浄

人工呼吸器の吸気口のフィルターは、定期的に洗浄されているかを確認する。

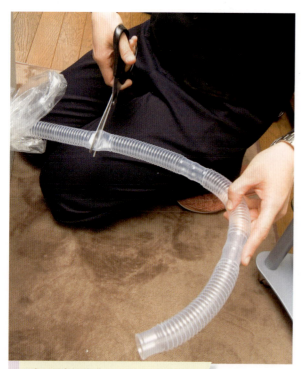

ディスポーザブルタイプは回路交換

ディスポーザブルのジャバラを使用する場合は、訪問看護師など医療者が2～4週間に1回、新しいものに交換する。

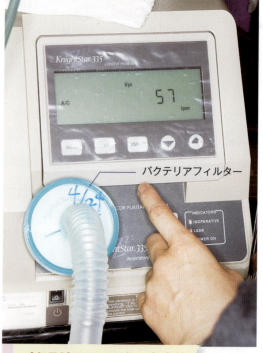

バクテリアフィルターを交換

人工呼吸器の送気口にあるバクテリアフィルターは、訪問看護師などの医療者が月に1回、交換する。

訪問看護の基本手技

患者・家族への指導

人工呼吸器の取り扱いと感染防止の知識・技術を指導

患者さんと家族（介護者）には、人工呼吸器やマスクの取り扱いと日々のメンテナンス、トラブル時の対応、感染防止などの知識・技術を指導し、習得してもらう。

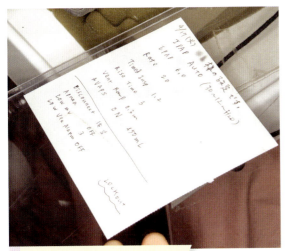

設定値・実測値を確認

人工呼吸器の設定値は紙に書いて貼っておき、患者さんと家族（介護者）に常時、確認してもらう。
呼吸器使用時に表示される実測値の確認も行えるよう指導する。

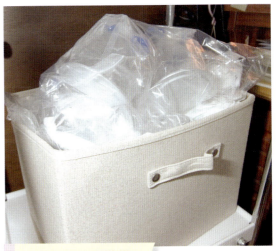

予備の回路を準備

回路は緊急時に備え、予備を1セット家庭に準備する。吸気口フィルターは1週間に1回、交換する。

POINT
- ジャバラは、ディスポーザブルでなければ、流水で洗って陰干しする。

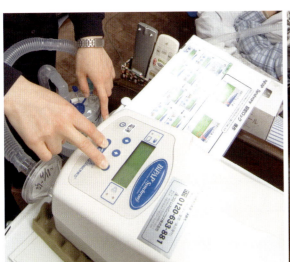

酸素流量の変更を忘れずに

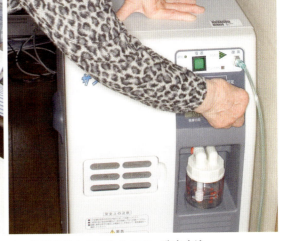

NPPVを行っている患者さんのほとんどが、酸素療法を併用している。マスク装着時は酸素チューブを人工呼吸器に接続し、指示された流量に変更する。

107

CHAPTER 2

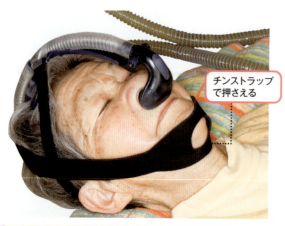

チンストラップで押さえる

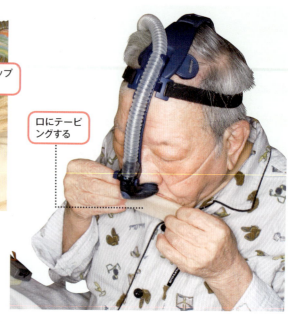

口にテーピングする

マスクからの漏れに注意！

マスクのフィッティングに注意して調整し、漏れを防ぐ。口からの漏れはチンストラップや口のテーピングで防ぐ。

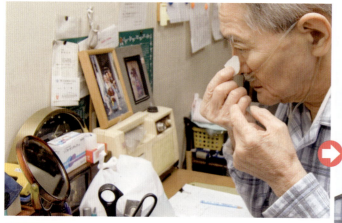

マスクの当たる部分にテーピング

マスクの当たる部分に保護剤や絆創膏を貼り、皮膚を保護。皮膚トラブルを防止する。

マスクの手入れ

マスク使用後は、直接肌に触れる部分をアルコール綿、もしくはウェットティッシュで清拭。乾燥させてからビニール袋に保管する。

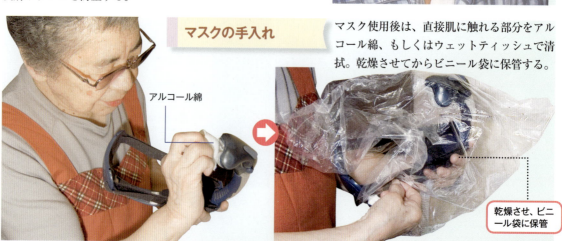

アルコール綿

乾燥させ、ビニール袋に保管

訪問看護の基本手技

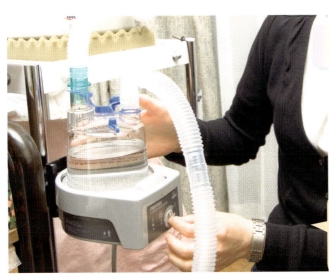

加湿器の水の交換、温度調整

加湿器の水は定期的に交換。精製水を使用する。加湿器の温度を適正に調整する。

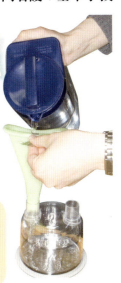

POINT
- 加湿器の温度が高すぎるとジャバラに水滴がたまり、低すぎると口渇の原因になる。

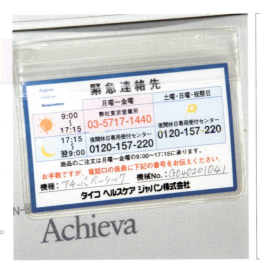

機器のトラブル、状態悪化時は

機器のトラブルは業者に対応を依頼。緊急連絡先を貼付しておく。機器トラブルや停電時はいったん呼吸療法を中断し、酸素投与に切り替えて復旧を待つ。
患者さんの状態悪化時は、医療機関に電話してもらう。

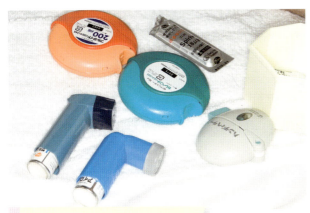

排痰法や吸入で、感染防止

排痰法（p94参照）を行い、肺合併症を予防する。気道分泌物が粘稠で喀出困難な場合は吸入を実施。加湿したり、去痰薬や気管支拡張薬を投与して喀出しやすくする。うがいや手洗いにより上気道感染を防止する（p91参照）。

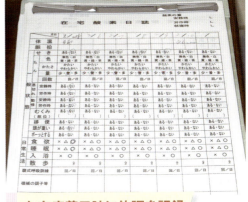

在宅療養日誌に体調を記録

酸素投与量、呼吸困難感、体温、痰の量と性状など、毎日の体調を記録してもらう。自己管理を促すとともに、訪問時の情報収集に役立てる。

CHAPTER 2 訪問看護の基本手技 ●在宅人工呼吸療法（マスク）

CHAPTER 2

COLUMN

慢性心不全の患者さんには、訪問看護師の生活支援が重要

高齢化に伴い、慢性心不全の患者さんは増加の一途をたどっている。
慢性心不全の患者さんは、自己管理の不十分さから急激な状態の増悪を招き、
入退院を繰り返すことがある。また、呼吸不全を併発している患者さんに、
人工呼吸器を使用する新しい治療法も始まっている。
症状の悪化を防ぎ、人工呼吸器の使用を継続するために、訪問看護師の支援が重要である。

訪問時の観察

慢性心不全の患者さんでは、水分バランスのコントロールが重要である。
在宅では胸部レントゲン検査が行えないため、全身状態に加え、体重を観察する。
体重の増加が認められる場合は、利尿薬の増量も含め、水分摂取量・排泄状態・
服薬管理など、原因に合わせた指導を行う。

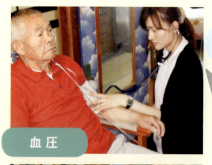
血圧

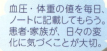

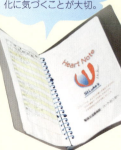

血圧・体重の値を毎日、ノートに記載してもらう。患者・家族が、日々の変化に気づくことが大切。

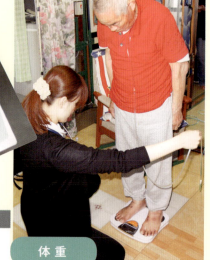
体重

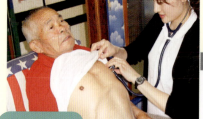
肺雑音

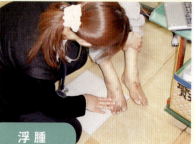
浮腫

訪問時の観察ポイント
- 血圧上昇はないか？
- 発熱（感染徴候）はないか？
- 脈拍に変化はないか？
  （脱水のスクリーニング）
- 肺雑音はないか？
- 浮腫はないか？
- 体重は目標範囲内か？
  急激な増加はないか？
  （あらかじめ、主治医に目標体重を確認）

POINT
体重増加が認められる場合
- 体重増加が認められる場合は、医師の方針のもと、利尿薬の増量を考慮する。
- 体重増加の原因を探り、原因に合わせた指導を行う。
  ⇒ 水分摂取量は守られているか？
  ⇒ 排泄は順調か？
  ⇒ 服薬は確実にできているか？

慢性心不全患者の看護

食事・飲水指導

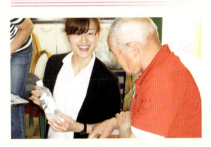

水分・塩分の過剰摂取が、心不全の増悪につながる。医師の指示により水分・塩分制限を行い、生活に合わせた具体的な指導を実施する。

水分・塩分制限の指導例

【例】
- 水分制限：1,000mL/日
  ⇒1日に500mLのペットボトル2本分と指導
- 塩分制限：減塩しょうゆの使用

服薬管理

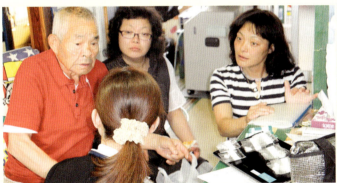
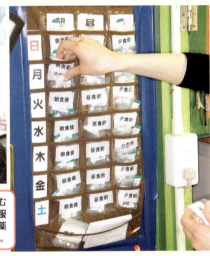

慢性心不全の患者さんは、利尿薬をはじめ多種類の重要な薬剤を内服している場合が多い。確実に内服が継続できるよう、指導・援助を行う。

服薬の自己管理がむずかしい場合は、服薬カレンダー・服薬ボックスを利用する。

人工呼吸器の使用継続

呼吸不全を併発している慢性心不全の患者さんに、前負荷・後負荷の軽減を目的に、ASV※を使用する新しい治療が始まっている。自宅で人工呼吸器の使用を継続するため、訪問看護師の支援が重要である。

※ ASV＝Adaptive Servo-Ventilator

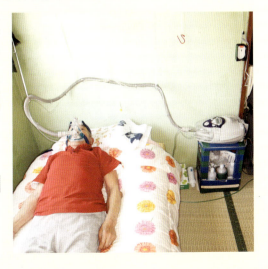

目 的

- 血液ガスの過剰変動を抑制することにより、呼吸の安定を図る。
- 呼吸安定化による交感神経系の抑制により、血行動態の改善につながる。

適 応

- 中枢型睡眠時無呼吸症候群やチェーン・ストークス呼吸などの呼吸不全を併発している慢性心不全患者
- 換気量の減衰を伴う慢性心不全患者

＊ 管理は、在宅人工呼吸療法（マスク）に準ずる

CHAPTER 2

CHAPTER 2 訪問看護の基本手技

在宅人工呼吸療法（気管切開）

気管切開を行い、気管カニューレに人工呼吸器を接続して
行う換気を、気管切開下陽圧換気という。
非侵襲的陽圧換気療法であるマスク療法に対し、
侵襲的陽圧換気療法である。

目 的

● 呼吸の補助、低酸素血症や高二酸化炭素血症の改善、呼吸筋疲労の回復により、肺機能を維持する。これによって身体機能が改善または維持され、生活の質の向上が期待できる。

適 応

1 無呼吸状態、または極めて不規則な呼吸状態、意識障害などがある場合。

2 自発呼吸が障害され、換気量が保たれない場合。
  ＊ 中枢神経障害、呼吸筋の麻痺・痙攣など。
    筋ジストロフィー、筋萎縮性側索硬化症、重症筋無力症など。

3 Ⅱ型呼吸不全で高二酸化炭素血症の管理が必要な場合。

**在宅での
ポイント**

1 訪問看護師には、機器管理から家族（介護者）への指導・精神的サポートまで、総合的なケアが求められる。

2 訪問時に、以下の点をアセスメントする。
  ●呼吸音　●人工呼吸器との同調　●呼吸器感染症の有無
  ●高二酸化炭素血症の有無　●水分バランス
  ●その他の合併症　●入院の必要性

3 人工呼吸器の管理を行う。

4 気管切開部の管理を行う。

5 栄養状態の評価を行う。

6 家族（介護者）に人工呼吸器の取り扱い、日々のメンテナンス、トラブル時の対応、気管切開部のケア、排痰法、気管内吸引、感染防止などを指導し、サポートする。

訪問看護の基本手技

気管切開下陽圧換気

気管挿管の状態を理解し、総合的なケアを！

気管切開を行い、気管カニューレを挿入している患者さんの状態を理解し、機器管理から精神的サポートまで、総合的なケアを行う必要がある。

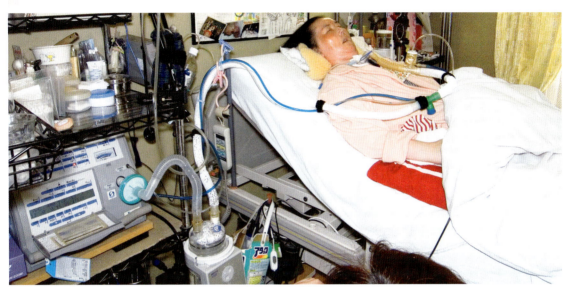

気管切開をしている患者さんの状態は？

気管切開中の患者さんは、気道内が乾燥し、自力での排痰が困難。さらに肺炎・上気道感染や、吸引による気道粘膜損傷の危険性、発声できない苦痛にさらされている。

■鼻腔・口腔内での加温・加湿がなく、乾燥した空気が入ってくる
→気道内が乾燥し、痰の喀出が困難

■カテーテルが、細菌防御の境界である声門を越える
→無菌操作の徹底が必要

■胸腔内圧を高められない
→自力での痰の喀出が困難

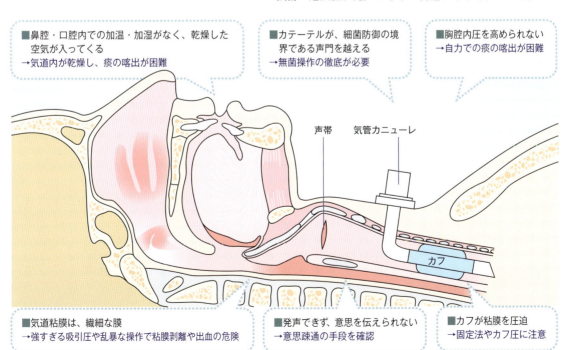

■気道粘膜は、繊細な膜
→強すぎる吸引圧や乱暴な操作で粘膜剥離や出血の危険

■発声できず、意思を伝えられない
→意思疎通の手段を確認

■カフが粘膜を圧迫
→固定法やカフ圧に注意

本庄恵子：気管内吸引. 写真でわかる臨床看護技術. インターメディカ, p72, 2004 より

CHAPTER 2

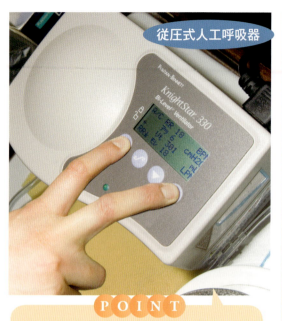

従圧式人工呼吸器

POINT
- ON・OFFの可能な患者に使用する。
- 設定ボタンにロックがかけられるタイプが安全である。

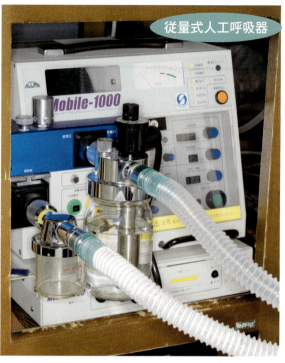

従量式人工呼吸器

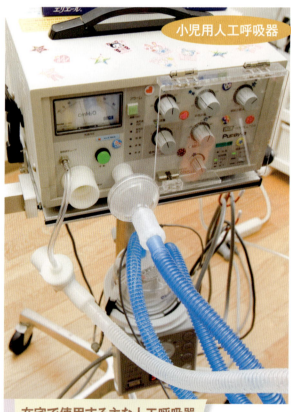

小児用人工呼吸器

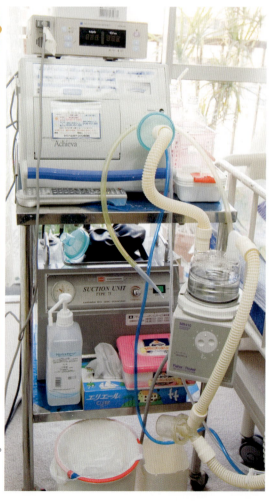

在宅で使用する主な人工呼吸器

人工呼吸器にはさまざまな機種があり、主治医が選択する。訪問看護師も生活状況、介護状況を情報提供し、在宅での管理が可能なシンプルな機種を選択することが望ましい。

訪問時の観察とケア

フィジカルアセスメントを行い、増悪の有無を判断

急性増悪の誘因としては、呼吸器感染症が最も多い。
肺炎・上気道感染、高二酸化炭素血症（CO_2ナルコーシス）に注意する。

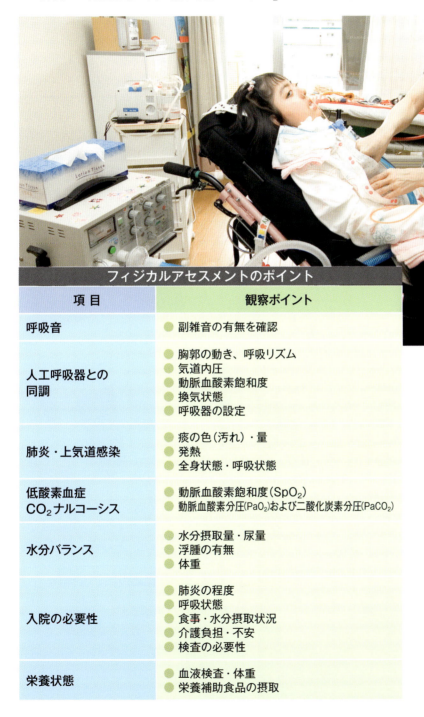

フィジカルアセスメントのポイント

項目	観察ポイント
呼吸音	● 副雑音の有無を確認
人工呼吸器との同調	● 胸郭の動き、呼吸リズム ● 気道内圧 ● 動脈血酸素飽和度 ● 換気状態 ● 呼吸器の設定
肺炎・上気道感染	● 痰の色（汚れ）・量 ● 発熱 ● 全身状態・呼吸状態
低酸素血症 CO_2ナルコーシス	● 動脈血酸素飽和度（SpO_2） ● 動脈血酸素分圧（PaO_2）および二酸化炭素分圧（$PaCO_2$）
水分バランス	● 水分摂取量・尿量 ● 浮腫の有無 ● 体重
入院の必要性	● 肺炎の程度 ● 呼吸状態 ● 食事・水分摂取状況 ● 介護負担・不安 ● 検査の必要性
栄養状態	● 血液検査・体重 ● 栄養補助食品の摂取

観察のポイント

呼吸音、人工呼吸器との同調、肺炎・上気道感染の有無、低酸素血症・CO_2ナルコーシスの有無、水分バランス、入院の必要性、その他の合併症、栄養状態などを観察する（p99～103参照）。

POINT

■ ADLが低下している場合が多いため、以下の合併症に注意し、予防を指導する。
① 尿路感染
② 便秘
③ 褥瘡・関節拘縮

CHAPTER 2

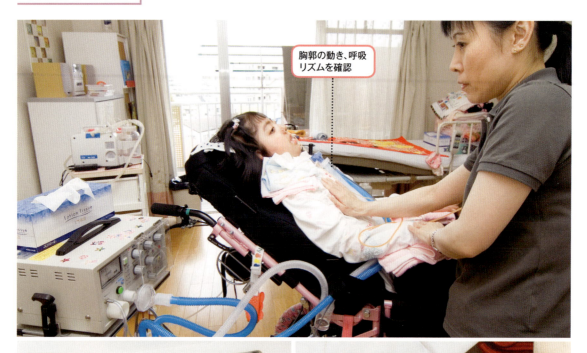

胸郭の動き、呼吸リズムを確認

気道内圧を確認

動脈血酸素飽和度を測定

設定を確認

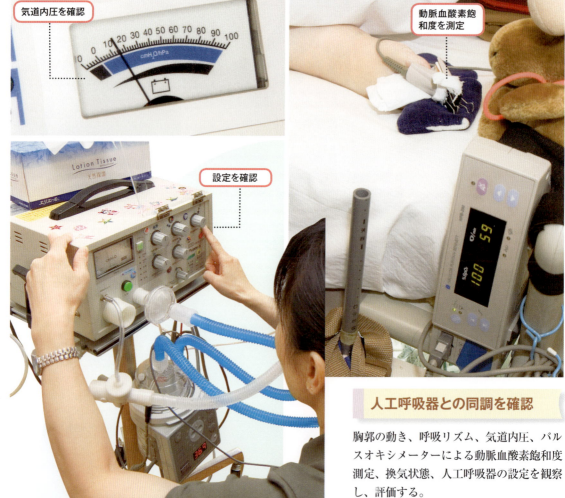

人工呼吸器との同調を確認

胸郭の動き、呼吸リズム、気道内圧、パルスオキシメーターによる動脈血酸素飽和度測定、換気状態、人工呼吸器の設定を観察し、評価する。

人工呼吸器の作動状況を確認。
回路・加湿器などの管理を行う

人工呼吸器の設定確認、管理を行う。
設定変更時には、パルスオキシメーターでの動脈血酸素飽和度測定、動脈血ガス分析による換気状態の評価を行う。

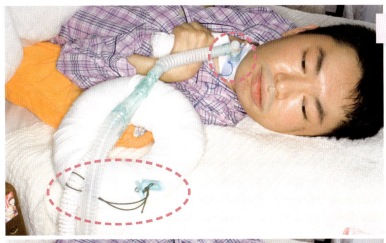

回路の緩み、漏れを防止！

回路の緩みは、漏れや外れにつながる。
気管カニューレと人工呼吸器回路との接続部が緩んだり、外れたりしないよう、ヒモ・輪ゴム・洗濯ばさみなど身近な物品を利用して工夫する。

POINT
- 回路にかけたヒモに洗濯ばさみをつけ、適当な位置に固定する。

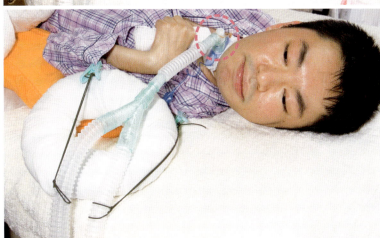

POINT
- 気管カニューレの羽に輪ゴムをつけ、呼吸回路との接続部を固定する。
- 回路をベッド柵にヒモで固定する。

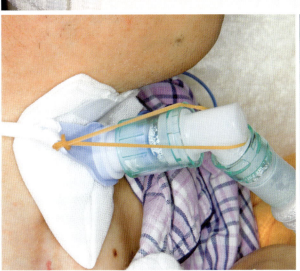
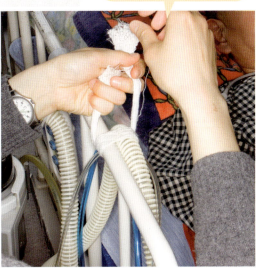

CHAPTER 2

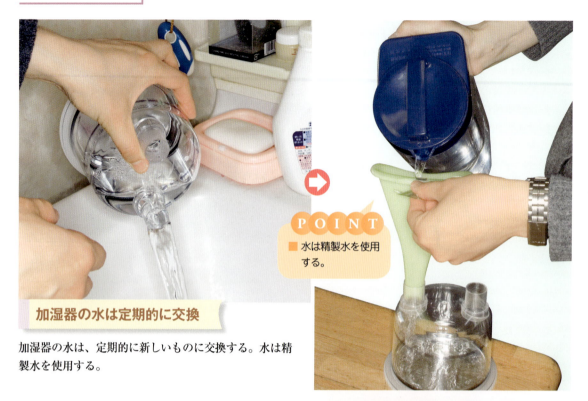

加湿器の水は定期的に交換

加湿器の水は、定期的に新しいものに交換する。水は精製水を使用する。

POINT
■ 水は精製水を使用する。

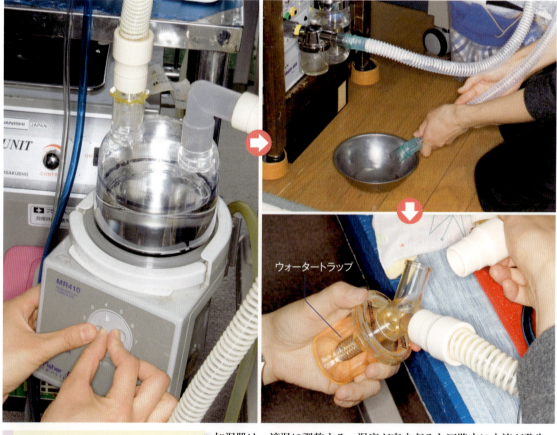

ウォータートラップ

加湿器の温度調整を忘れずに

加湿器は、適温に調整する。温度が高すぎると回路内に水滴が発生。水滴はジャバラを外して廃棄したり、ウォータートラップから廃棄する。

訪問看護の基本手技

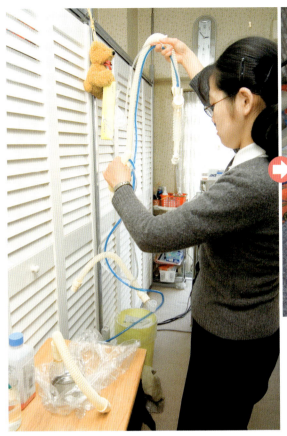

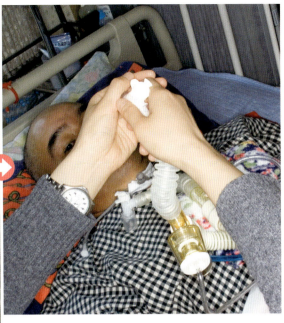

呼吸器回路の交換

ディスポーザブルタイプのジャバラを使用する場合は、訪問看護師などの医療者が、月に1回、交換する。

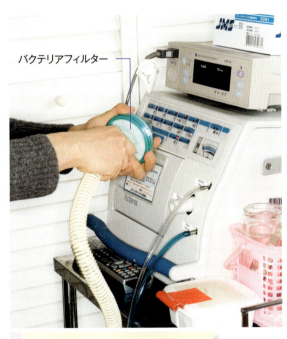

バクテリアフィルター

バクテリアフィルター交換

吸気口にあるバクテリアフィルターは、月に1回、訪問看護師などの医療者が交換する。

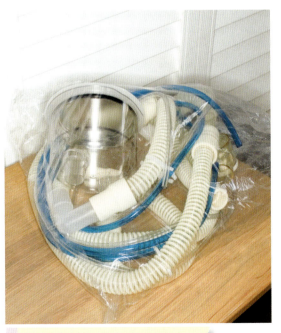

呼吸器回路は予備を用意

人工呼吸器の回路は、予備を1セット家庭に取り置くとよい。準備した回路が不良の場合などに、活用する。

CHAPTER 2

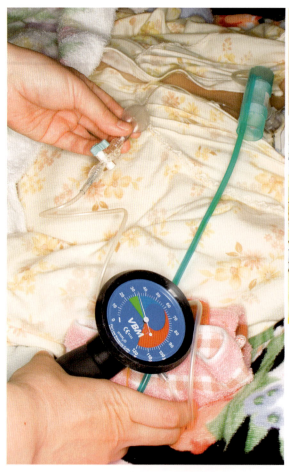

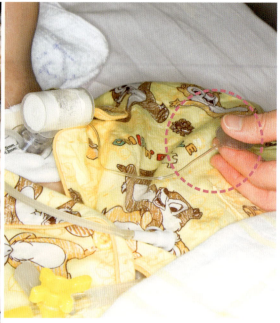

カフ圧低下を防止！

カフ圧が低下すると、カフと気道の隙間から空気が漏れ、気道内圧低下、換気量低下を招く。
カフ圧は、20〜25mmHgを目安にする。気管カニューレ交換時にカフ圧計を持参し、定期的に測定。パイロットバルーンの硬さの感触をつかんでおく。

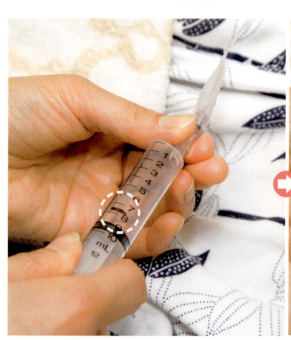

カフの適正な空気量を確認

あらかじめ、適正なカフ圧の空気量を確認。その量を注入することで、適正なカフ圧を保つことができる。

POINT
■ 適正なカフ圧の空気量をマーキングしておく。

訪問看護の基本手技

気管切開部の管理 2-9

気管切開部の観察を行い、ガーゼを交換する

気管切開部は、少なくとも1日1回はガーゼを交換し、観察を行う。
痰などで汚れた場合は、そのつど交換する。
手袋を着用して処置することが望ましい。

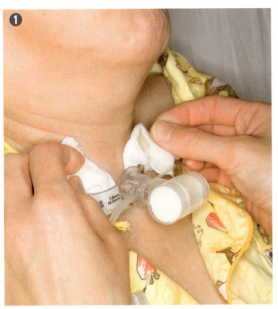

❶ 絆創膏をはがし、気管切開部のガーゼを静かに外す。

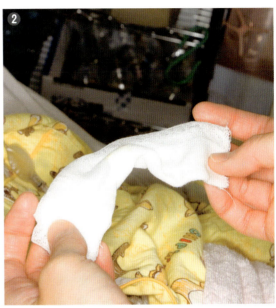

❷ ガーゼに汚染がないかを観察する。

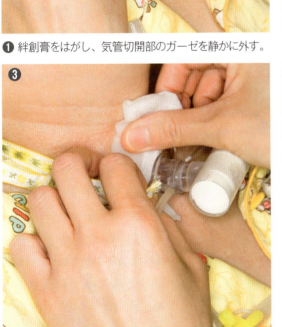

❸ 肉芽や発赤がないか、気管切開部を観察しながら、清浄綿で清拭する。

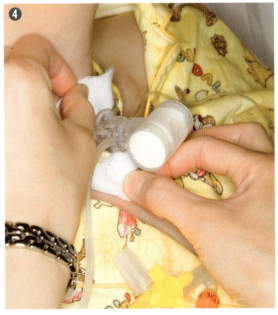

❹ 新しいガーゼを装着する。

CHAPTER 2

気管カニューレの交換は、準備を整え、短時間に実施

気管カニューレは原則として週に1回から2週間に1回、交換する。24時間、人工呼吸器を装着している患者さんの場合は、できるだけ短時間に実施することが必要である。

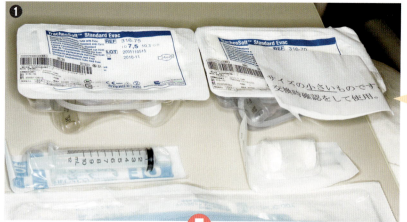

❶ 気管カニューレは、同サイズのもの、1サイズ小さいものを用意しておく。

POINT
- 気管カニューレの破損や挿入困難に備え、1サイズ小さいものも用意する。

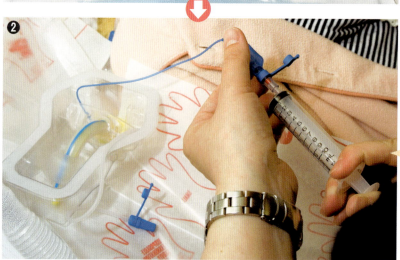

❷ 気管カニューレの包装を開く。注射器を接続してカフを膨らませ、破損がないこと、正常に膨らむことを確認。空気を抜く。

POINT
- カフは漏れがないこと、均等に膨らむことを確認。

CHECK！ 気管カニューレ交換時の留意点

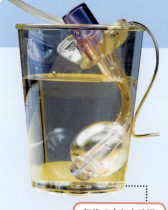

気泡の有無を確認

カフの確認は、膨らませて蒸留水につけ、気泡の有無を確認したほうが、より確実である。

気管カニューレの交換は、原則として週に1回から2週間に1回。患者さんが交換を嫌がったり、出血が多い場合などは、カニューレ内腔の汚れ具合や気管切開部の皮膚の状況をみながら、主治医と相談して交換頻度を調整する。

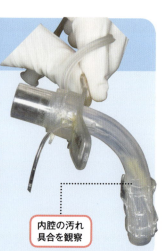

内腔の汚れ具合を観察

❸ 気管カニューレ先端に潤滑剤を塗布する。

❹ 患者さんのそばに、気管カニューレ、注射器、ガーゼ、清浄綿を並べる。

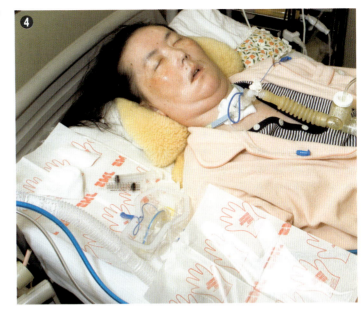

POINT
- 必要物品の準備は、患者さんに近く、実施しやすい位置にスペースを確保する。
- 場合によっては、家族（介護者）に吸引を行ってもらうなど、協力を依頼する。

❺ ガーゼを外し、注射器をパイロットバルーンに接続し、カフ内の空気を抜く。

❻ 両手で気管カニューレの羽の部分を保持し、気管カニューレの彎曲に沿って、ゆっくりと引き抜く。

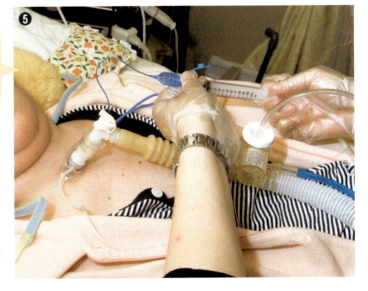

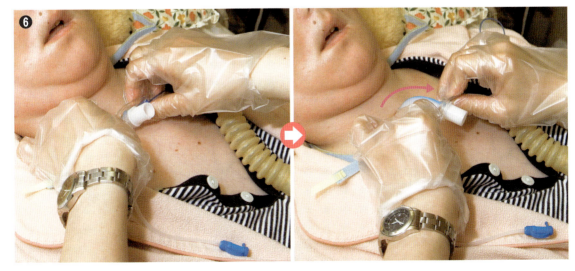

CHAPTER 2

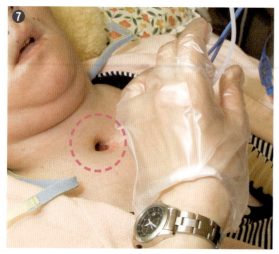

❼ 気管切開部の状態を迅速に観察する。

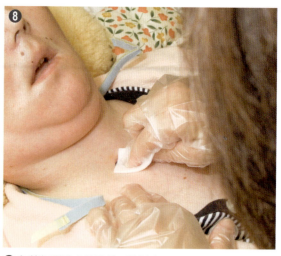

❽ 気管切開孔を清浄綿で清拭する。

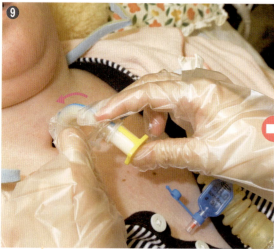

> **POINT**
> ■ 呼気の終わりにタイミングを合わせて挿入。力任せに挿入しないよう注意！
> ■ 体に力が入ると気管孔が収縮する。声をかけ、緊張を和らげる。

❾ 患者さんに声をかけ、ゆっくりと呼吸をしてもらう。呼気の終わりに合わせ、新しい気管カニューレを彎曲に沿って、ゆっくりと挿入する。

❿ 挿入し終わったら、スタイレットを引き抜く。

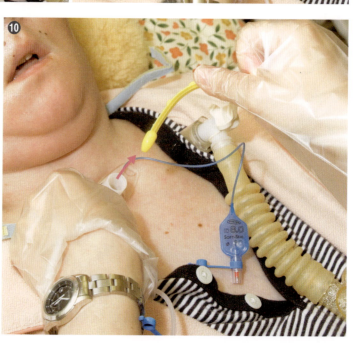

訪問看護の基本手技

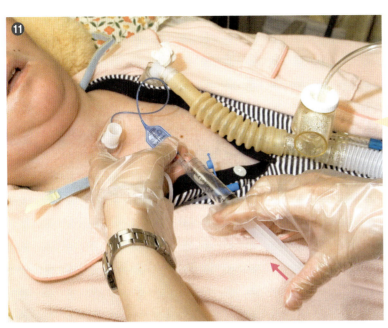

⓫ パイロットバルーンに注射器を接続し、カフを膨らませる。

> **POINT**
> ■ 適切なカフ圧となる空気注入量を確認しておく。

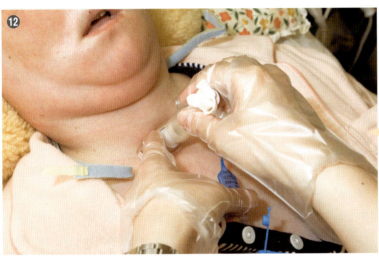

⓬ 気管カニューレに呼吸器回路を接続する。

> **POINT**
> ■ 気管カニューレ交換後に皮下気腫、縦隔気腫、気胸を起こしたり、カフに目にみえない穴がありカフ圧が下がることもある。
> ■ 気管カニューレ交換後は30分ほど滞在し、観察を行う。

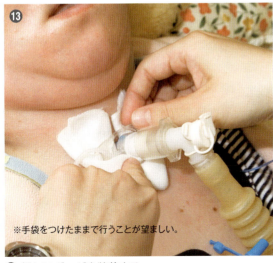

※手袋をつけたままで行うことが望ましい。

⓭ 新しいガーゼを装着する。

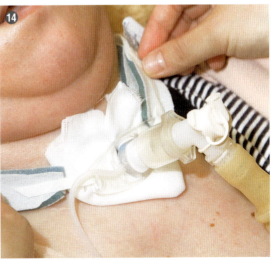

⓮ 気管カニューレの羽にカニューレホルダーをつける。

125

CHAPTER 2

レティナは気管切開孔保持用のボタン状チューブ

レティナは、気管切開孔を長期に保つためのボタン状気管切開チューブ。
スピーチバルブを使用することで、発声も可能である。

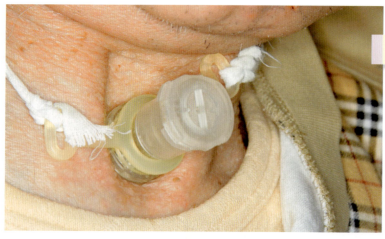

レティナは、2週間に1回交換

レティナは、原則として2週間に1回交換。汚染がひどい場合は1週間に1～2回交換する。
レティナは洗浄・消毒をすることで、再使用ができる。家庭での消毒には、煮沸消毒または消毒用アルコールが用いられる。

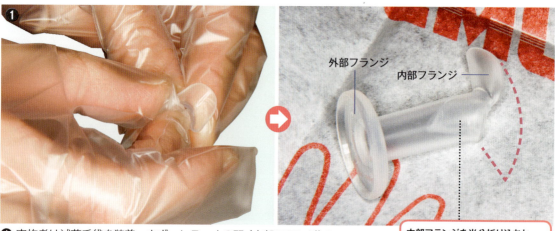

❶ 実施者は滅菌手袋を装着。まず、レティナの羽（内部フランジ）の半分をチューブ内側に折り込む。

内部フランジを半分折り込むと、レティナは写真のような形状になる

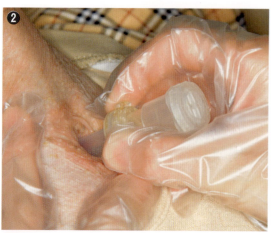

❷ 古いレティナをゆっくりと抜去する。

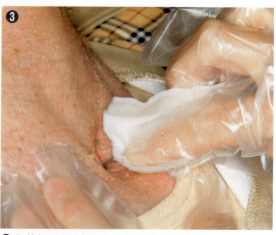

❸ 気管切開部を観察し、清浄綿で清拭する。

訪問看護の基本手技

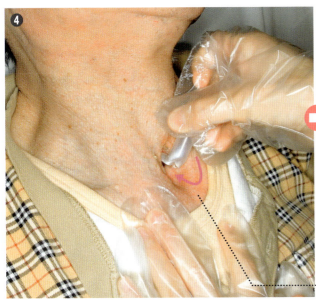
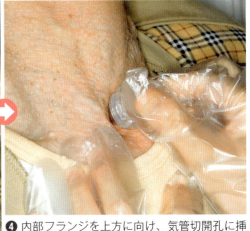

❹ 内部フランジを上方に向け、気管切開孔に挿入。そのまま角度を変え、チューブ本体を内部フランジが、気管前壁に接するよう挿入する。

角度を変えてチューブ本体を挿入

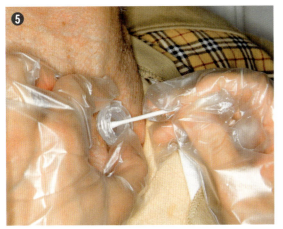
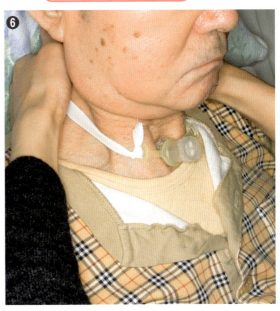

❺ 綿棒を挿入し、初めに折りたたんだ内部フランジを元に戻す。

❻ フレームとバルブをつけ、綿テープで頸部に固定する。

CHECK!
レティナの構造

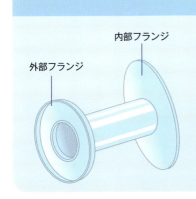

外部フランジ　内部フランジ

レティナは、チューブとその前後にある外部フランジ、内部フランジからなる。

外部フランジが頸部皮膚面に、内部フランジが気管前壁に接する仕組みになっている。

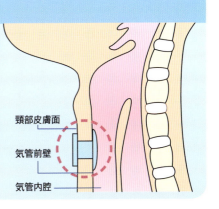

頸部皮膚面
気管前壁
気管内腔

127

CHAPTER 2

家族への指導

家族に合った方法を検討、管理方法から精神面までサポート

人工呼吸器の日々の管理、患者さんへのケアを行う家族（介護者）は、大きな負担と不安を抱えている。
訪問看護師は、技術面から精神面まで、家族（介護者）を総合的にサポートする。

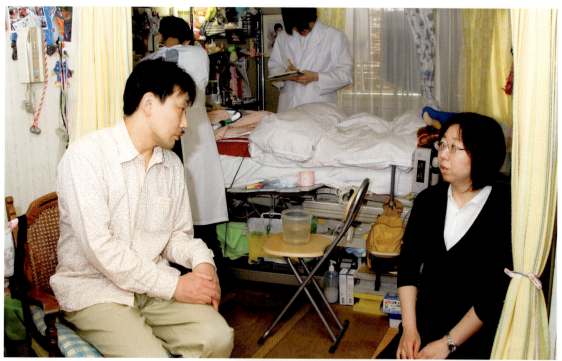

家族のケアを肯定的に評価

家族（介護者）は人工呼吸器の管理とメンテナンス、気管切開部のケア、気管内吸引と、日々のケアを担っている。
訪問看護師は、家族（介護者）の管理能力・生活スタイルに合った方法を検討しながら、ケアを肯定的に評価し、サポートしていくことが大切である。
必要に応じて処置方法や回数を変更し、家族（介護者）の負担が過度にならないよう配慮する。

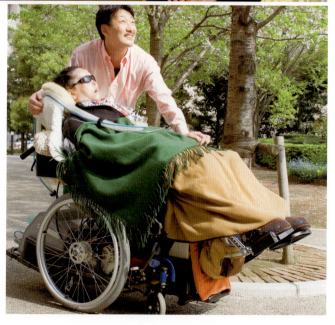

家族（介護者）が習得すべき項目

人工呼吸器の管理	①人工呼吸器設定確認 ②アラームの種類と対応 ③加湿器の水の交換・温度調整 ④停電・災害時の準備 ⑤業者への連絡
気管切開部のケア	ガーゼ交換と観察・清拭
気管内吸引	
感染防止	①気管切開部のケア ②吸引時の清潔操作 ③口腔ケア
在宅療養日誌の記入	
必要物品の管理	
緊急時の対応	

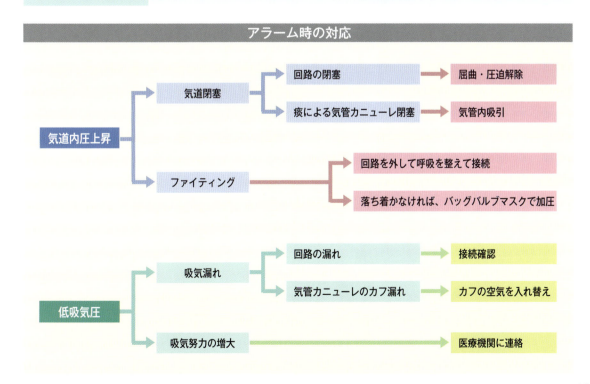

アラーム時の対応

- 気道内圧上昇
  - 気道閉塞
    - 回路の閉塞 → 屈曲・圧迫解除
    - 痰による気管カニューレ閉塞 → 気管内吸引
  - ファイティング
    - → 回路を外して呼吸を整えて接続
    - → 落ち着かなければ、バッグバルブマスクで加圧
- 低吸気圧
  - 吸気漏れ
    - 回路の漏れ → 接続確認
    - 気管カニューレのカフ漏れ → カフの空気を入れ替え
  - 吸気努力の増大 → 医療機関に連絡

CHAPTER 2
停電時・災害時に備え、準備を整える

停電時・災害時に備え、バッテリーを準備するとともに、バッグバルブマスクの使用法を家族（介護者）に習得してもらう。

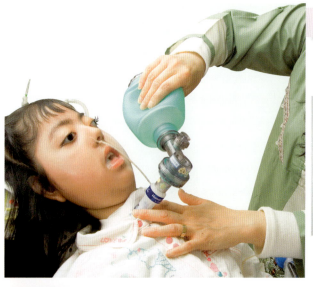

バッグバルブマスクを使用

いざという時に備え、バッグバルブマスクの使用法を習得してもらう。

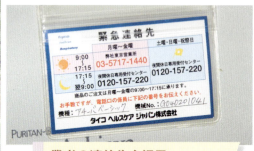

業者の連絡先を掲示

業者の連絡先を目に付く場所に貼り、どんな場合もあわてずに対応する。

バッテリーで電力確保

バッテリー内蔵機種の使用、バッテリーの準備などをして、停電時・災害時の電力を確保する。

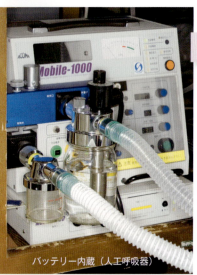

バッテリー内蔵（人工呼吸器）

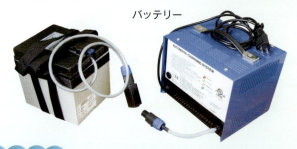

バッテリー

CHECK!
吸引器の種類

在宅で用いられる吸引器には、いくつかの種類がある。停電時・災害時に備え、バッテリー内蔵のタイプ、足踏み式の準備を検討する。

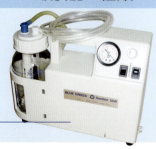

バッテリー内蔵タイプ

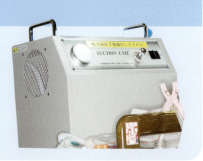

訪問看護の基本手技

気管内吸引は、患者さんにとって必要不可欠なケア

気管挿管中の患者さんは、自力で痰を喀出することができない。
家族（介護者）による気管内吸引は、必要不可欠の重要なケアである。

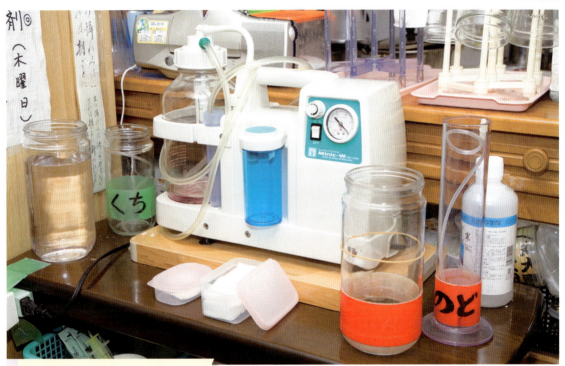

必要物品の管理

在宅では交差感染のリスクが低いため、吸引カテーテルは1日1本を使用。保管容器・通水容器は「気管用」「口・鼻用」に分け、空き容器を利用する。容器は1日ごとに流水で洗浄、消毒液につけるか、熱湯消毒を行って乾燥させる。アルコール綿は、1日分を密閉容器に移す。

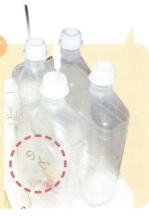

POINT
- 吸引カテーテルの保管容器・通水容器は、びんやペットボトルを利用。「気管用」「口・鼻用」に分ける。

POINT
吸引カテーテルの挿入のポイント
- 吸引カテーテルの挿入の深さは、気管カニューレの長さ＋2～3cmが目安。
- 家族（介護者）が行う場合はカニューレから出ない範囲、もしくは＋1cm程度にする。
- 成人用カニューレの長さは8～10cm。

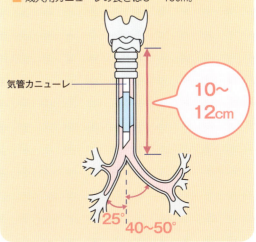

CHAPTER 2 訪問看護の基本手技 ●在宅人工呼吸療法（気管切開）

131

CHAPTER 2

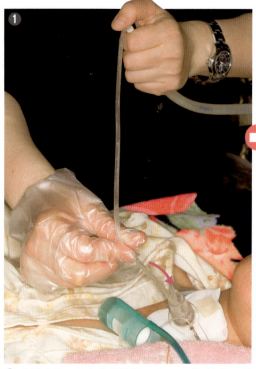

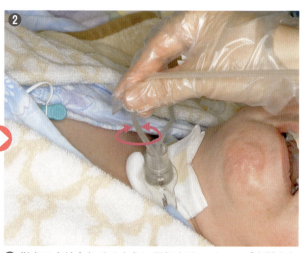

❶ 吸引カテーテルを吸引器のチューブに接続。吸引カテーテルを屈曲させ、圧をかけずに気管カニューレに挿入する。

❷ 指をこすり合わせるように回転させ、チューブを引きながら吸引する。

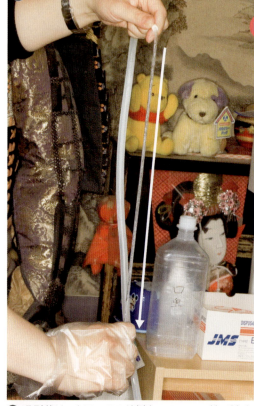

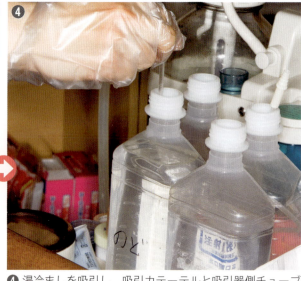

❸ 吸引後は、カテーテル外側をアルコール綿で拭く。

❹ 湯冷ましを吸引し、吸引カテーテルと吸引器側チューブ内腔を洗浄する。

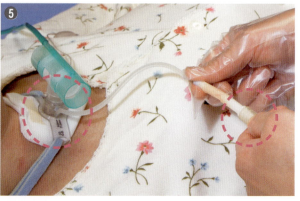

❺ 気管カニューレの側孔に吸引器のチューブを接続。カフ上に貯留している分泌物を吸引する。その後、湯冷ましを吸引し、チューブ内腔を洗浄する。

訪問看護の基本手技

感染防止、在宅療養日誌、物品管理。
家族のケアは多岐にわたる

在宅人工呼吸療法は、家族（介護者）に多岐にわたるケアが求められる。
中でも感染防止のケアが非常に重要である。

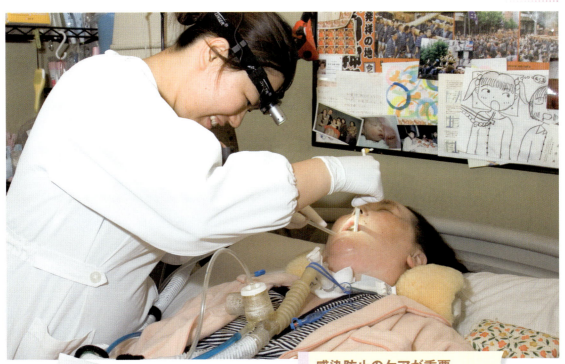

感染防止のケアが重要

肺炎・上気道感染を防止するために、気管切開部のケア、吸引時の清潔操作、口腔ケアなどが非常に重要である。併せて、排痰法により、肺合併症を予防する。

POINT
- 気管切開された状態は、口腔内が乾燥しやすく、自浄作用が低下して細菌が繁殖しやすい。
- 口腔内分泌物が気管に流入すると肺炎を起こす危険があるため、1日に2～3回、口腔ケアを行う。
- 定期的に歯科往診を依頼してもよい。

在宅療養日誌に記録

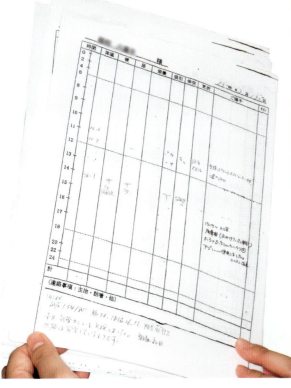

在宅療養日誌を用意し、家族（介護者）に記入してもらう。看護師は、訪問時に日誌をみて経過を確認。訪問時の状況、指導内容を記録する。

POINT
- 観察項目：吸引回数・吸入回数、痰の色・量、体温、水分摂取量、尿量、排便の有無など。

CHAPTER 2

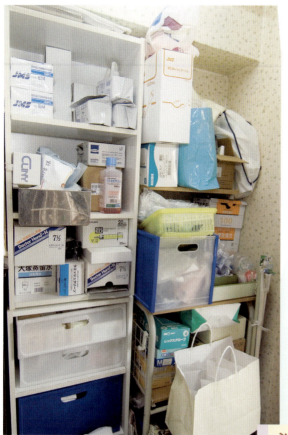

必要物品の在庫管理

消耗品や衛生材料は、使用状況により定期的に残数を確認。供給方法を確認する。

無駄な在庫を極力なくし、コストが最低限に抑えられるよう意識して管理してもらう。

ただし、呼吸器回路など、緊急時に備えて予備の物品を用意することは必要である。

緊急時への準備

人工呼吸器のトラブル時に対応してくれる業者連絡先、患者さんの状態が悪化した際の緊急連絡先などを、あらかじめ目に付く場所に掲示しておく。

緊急時とは別に、人工呼吸器をつけたまま乗車できる民間救急車の連絡先なども掲示しておくと便利である。

POINT
- 緊急時にあわてずに告げることができるよう、患者氏名・自宅住所・電話番号も書いておく。
- 連絡が必要な家族や知人も掲載しておく。

CHAPTER 3 訪問リハビリテーション

訪問リハビリテーションは、療法士が
さまざまな疾患を持つ患者さんの自宅を
訪問することで、生活の実際に合わせたサービスを
提供することができる。
医療機関でのリハビリテーション修了後の
次のステップとして、
また、医療機関でのリハビリテーションを補う手段として、
訪問リハビリテーションの重要性は高まっている。

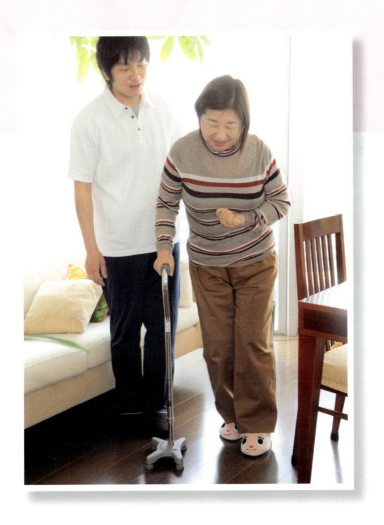

CHAPTER 3 訪問リハビリテーション

訪問リハビリテーションは、患者さんの生活環境、生活状況に即して提供することで、ADL・QOLの維持・向上に効果をあげることができる。

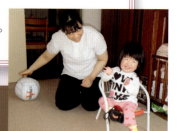

目的
1. 身体機能や能力の改善・維持を図る。
2. ADLやQOLの維持・向上を図る。
3. 適切な自助具や福祉機器が導入できるよう助言し、患者さんの自立度が向上するよう援助する。
4. 介護者の負担を軽減する。
5. 小児の場合、発達を促進し、成長に伴う二次障害を予防する。

適応
- 新生児から高齢者まで、疾患にかかわらず、身体機能・ADLなどの低下や発達の遅延を認めるすべての患者さん。

訪問リハビリテーションのポイント
1. 生活状況や環境を把握し、日常生活に即した効果的なリハビリテーションを提供する。
2. 家族が同席することで、家族自身がADL能力を実感でき、効率的な介助方法やホームエクササイズを習得することができる。
3. 患者・家族の希望や各家庭の事情を考慮し、円満な関係を築くことが重要である。
4. 無理なく、安全な負荷で、十分なリスク管理を行いながら実施する。

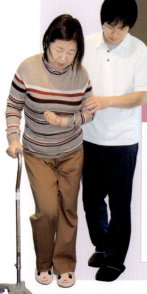

療法士が看護師と協働する効果
- 看護師が日常的な健康状態を管理することで、より安全に配慮したリハビリテーションが可能となる。
- 訪問リハビリテーション時の患者さんの状況を、療法士から看護師に報告することで、より適切な状態管理を行うことができる。
- リハビリテーション・メニューの立案や修正を通して、看護師への詳細なアドバイスが可能となる。
- 看護師のリハビリテーションに関する知識・技術の向上が期待できる。

―訪問リハビリテーション

リハビリテーション・メニューの立案 3-1

身体機能・ADLを評価し、患者・家族とともに目標を設定

リハビリテーション・メニューの立案にあたっては、事前に看護師から情報収集を行う。
さらに、訪問時に筋力・関節の状態、麻痺の程度といった身体機能、歩行などの
ADL能力をアセスメントする。
これらを踏まえ、患者さんの意欲、家族の希望・意向を把握して目標を設定。
その目標を達成するためのメニューを立案する。

1. **事前の情報収集**：看護記録、看護師からの聴取
    ↓
2. **訪問時の評価**：身体機能、ADL能力
    ↓
3. **聞き取り**：患者・家族の希望や目標
    ↓
4. **目標の設定**
    ↓
5. **リハビリテーション・メニューの立案**

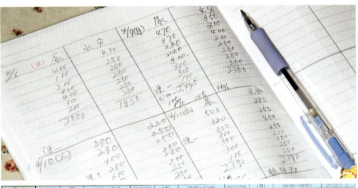

事前に、看護師から情報収集

訪問リハビリテーションを始めるにあたっては、事前に看護師から情報収集を行い、看護記録を参照する。
既往歴やリスクなどを確認し、訪問リハビリテーションに際しての留意点を確認しておく。

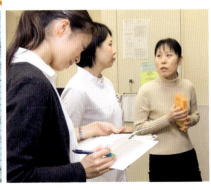

CHAPTER 3 訪問リハビリテーション

137

CHAPTER 3

訪問時に、身体機能・ADLを評価

患者さんを訪問し、身体機能・ADLを評価する。この際、身体機能の障害とADL能力の因果関係を念頭におくことが大切である。
どの身体機能が原因でADLを妨げているのか、このADLを自立させるには、身体機能のどこを改善したらいいのかを検討する。もう少しで自立できそうな動作はないか、見極めるとよい。
さらに、介護量はどの程度か、あるいは自分でできているのかを把握する。

身体機能の評価

主な評価項目	ポイント
疼痛	●どこにどの程度の痛みがあるか。安静時か。運動時か。 ●日常生活動作の妨げになっていないか。
筋力	●重力に抗して自力で持ち上げることができるか。
関節可動域（ROM）	●どの関節にどの程度の制限があるか。 （膝関節や足関節の制限は、立位保持や歩行の妨げとなりうる）
麻痺がある場合は、その程度	●自力で動かすことができるか。 ●麻痺側を日常生活の中で使用できているか。
耐久性	●どの程度の活動で疲労を自覚するか。

ADLの評価

主な評価項目	ポイント
起き上がり	●寝返りは可能か。左右どちらかでも可能か。 ●ベッド柵は使っているか。頭側を挙上すれば、起き上がれるか。
起立	●上肢の力を必要としているか。 ●前傾姿勢をとらないなど、非効率的な起立をしていないか。
歩行	●杖や手すりなど、補助具を使っているか。 ●バランスを崩しそうになっていないか。 ●歩行はどの範囲で行っているか（室内のみ、屋外など）。
トイレ動作	●手すりを使っているか。 ●ズボンの上げ下げまで、できているか。

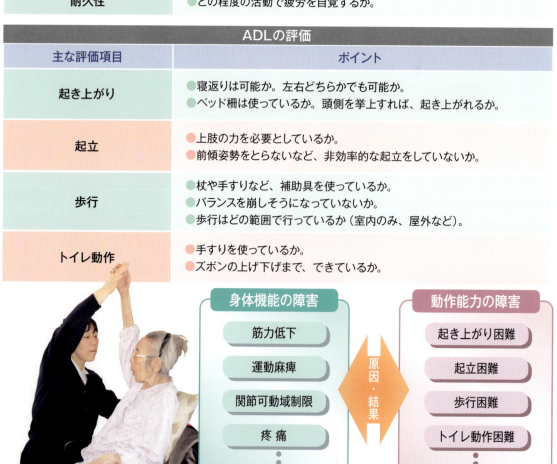

訪問リハビリテーション

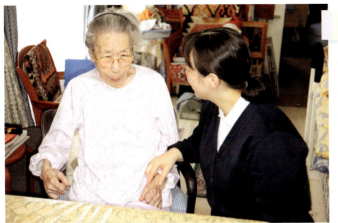

患者さんと家族の要望をよく聞く

身体機能・ADLの現状を把握したら、患者さん、家族から聞き取りを行い、患者さん自身の希望、家族の希望を把握する。

聞き取りにあたっては、患者さん自身がリハビリテーションに対して何を希望しているのか、家族が何を期待しているのか、個々に話し合いを持ち、把握することが必要である。

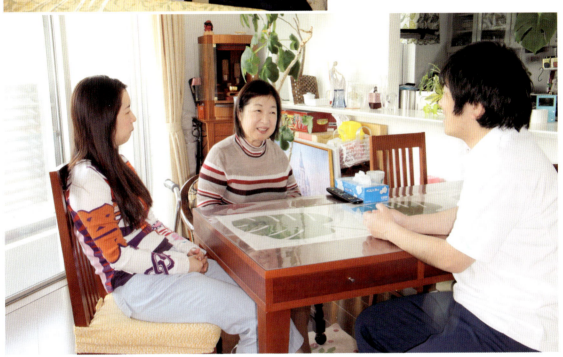

患者・家族・療法士で目標を共有

「早く歩きたい」という患者さんの希望、「1人でトイレに行ってほしい」という家族の希望、それを聴取したうえで、専門職である療法士の評価を加え、リハビリテーションの目標を設定する。

最終目標を達成するためには、前段階として、小さな目標をいくつか設定するとよい。例えば、「起き上がりの自立」という大目標を達成するため、小目標として「寝返りの自立」を設定しておく。

CHAPTER 3

リハビリテーション・メニューの立案

設定した目標をふまえ、リハビリテーション・メニューを立案する。この際、療法士が定期訪問するのか、看護師が実施するのか、あるいは患者さんの自主トレーニングに任せるのかにより、メニューを替える必要がある。

多くのメニューを盛り込んでも、時間的・体力的に無理な場合がある。また、自宅で利用できる資源にも限りがある。優先順位を決め、現実的に無理のない範囲で、実行できるメニューを作成する。

身体機能へのアプローチ	●筋力強化 ●関節可動域の改善 ●疼痛の緩和
動作能力へのアプローチ	●起立動作の改善 ●歩行の上達

目標の達成⇒寝返りの自立、歩行の自立、外出など

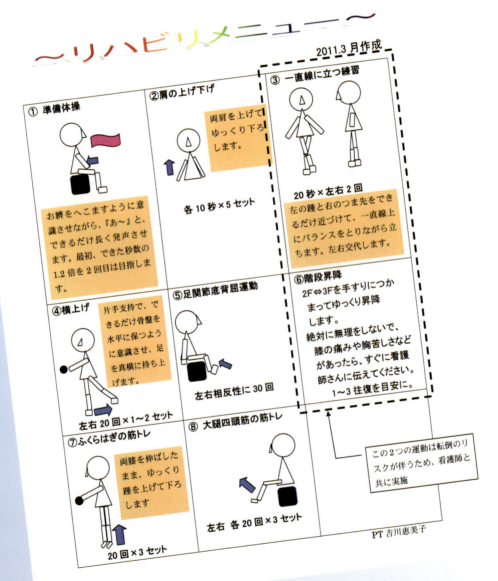

▲リハビリテーション・メニューの立案例。患者さんの状態に応じて、「患者さんが1人で行うメニュー」「看護師とともに行うメニュー」と2種類を作成する場合もある。

― 訪問リハビリテーション

定期訪問時のリハビリテーション

負荷の調整をしながら、メニューを実施。目標の達成度をチェック

定期訪問時のリハビリテーションは、負荷の調整をしながらメニューを実施し、介助量の変化、目標の達成度をチェックする。
例えば、「痛い」からやらないのではなく、「なぜ痛いのか」「どうしたら痛くないのか」など、原因と対策を考えて実施する。
療法士と看護師が連携し、「できるADL」と、日常生活で「しているADL」との間のギャップが少しずつ埋まるようアプローチする。

1. 患者・家族（介護者）から情報収集
   ↓
2. フィジカルアセスメント（開始前・運動中・終了後）
   ↕ 負荷の調整
3. リハビリテーション・メニューの実施
   ↓
4. 患者・家族（介護者）への指導
   ↓
5. 患者・家族（介護者）との話し合い
   ↓
6. チームカンファレンス：リハビリテーション・メニュー、小目標の修正

（2→6）負荷の調整

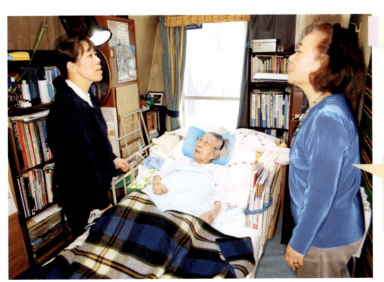

患者・家族から情報収集

定期訪問時には、まず、患者さんと家族から前回訪問後の様子を聞き、情報を収集する。

POINT
- 前回訪問後、疼痛や疲労が出なかったか確認。
- 情報収集を負荷量の調整に生かす。

CHAPTER 3

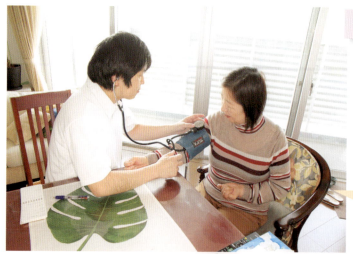

フィジカルアセスメントを実施

メニューを実施する前に、血圧・脈拍を測定し、患者さんの状態を確認する。フィジカルアセスメントは、運動の開始前・実施中・終了後に行い、それに応じて運動の負荷量を小まめに調整する。

POINT
- フィジカルアセスメントは運動の前・中・後に実施。
- 小まめに確認し、運動の負荷量を調整。

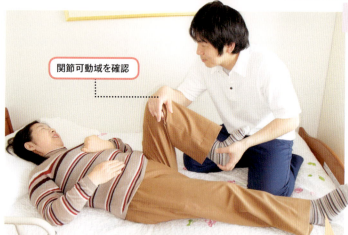

関節可動域を確認

ADL能力の維持・向上のために

リハビリテーション・メニューを実施し、ADL能力の維持・向上を図る。自宅にある資源を有効に活用し、生活環境に合わせて行う。
拘縮が生じるとADL能力が低下し、介護負担も増大するため、関節可動域のチェックも大切である。
メニューの実施は、ADL能力の維持、介護負担の軽減、さらに療養生活のモチベーションの維持にもつながる。

POINT

リハビリテーションの効果
- ADL能力の維持・向上
- 介護負担の増大防止・軽減
- 療養生活のモチベーションの維持

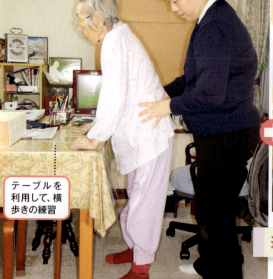

テーブルを利用して、横歩きの練習

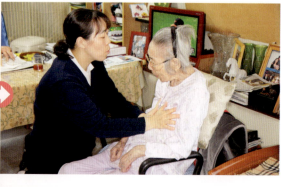

運動後は呼吸状態をアセスメント

運動をした後は、患者さんの呼吸状態をアセスメントする。効率のよい呼吸方法を指導し、運動耐容能の向上を図る。

訪問リハビリテーション

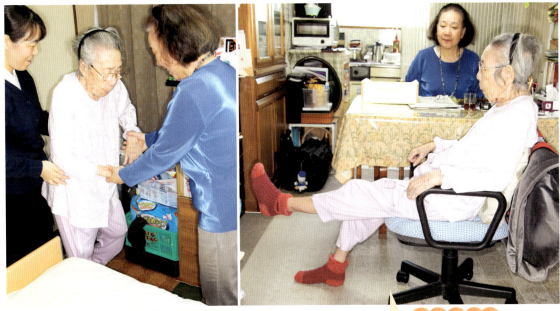

患者・家族に運動や介助法を指導

患者さんに自分でできる運動を指導したり、家族に歩行などの介助法を指導することも、ADL・QOLの維持・向上に向けた支援となる。

POINT
- 自分で行う運動は、安全に、過負荷にならない範囲で行うよう指導する。

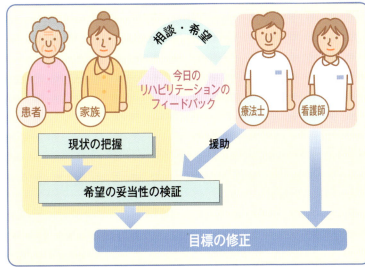

患者・家族との話し合い

リハビリテーション・メニューの実施後は、患者さん、家族と話し合いを持ち、その日のリハビリテーションの様子を伝えるとともに、相談に応じ、希望を聞く。
絶えず、患者さん、家族の現状を把握し、希望の妥当性を検証し、目標を修正していく。

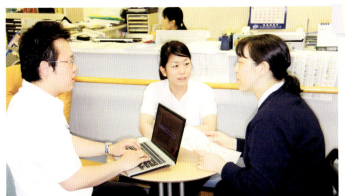

チームカンファレンスで方針を統一

定期的に他職種を交えたチームカンファレンスを持ち、患者さんの状態、目標の達成状況を共有する。
他職種の間でリハビリテーションの方針を統一し、ADL・QOLの維持・向上にチームで取り組んでいく。

CHAPTER 3
小児の訪問リハビリテーション

成長・発達の視点から、遊びを取り入れて楽しく行う

小児の訪問リハビリテーションは、成長・発達の将来像を見据え、成人とは異なる視点から、成人より詳細に評価する。
また、患児に適した玩具などを用意し、遊びを取り入れながら楽しく行う工夫が必要である。
装具・福祉機器・療育・必要な福祉サービスなどが、成長・発達段階で適切に導入できるよう、家族への情報提供・提案を行うことが重要である。

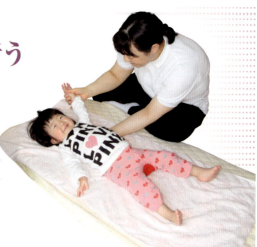

■小児で特に注目すべき主な評価項目

発達段階	
評価項目	ポイント
精神発達	●発語・理解・社会性などが、どの月齢に相当するか。
運動発達	●全身を使った粗大運動や、手指の使い方などの微細運動が、どの月齢に相当するか。
遊び・セルフケア	●いつも決まった遊びばかりしていないか。 ●ごっこ遊びを行うか。 ●ストローやスプーン、コップが使えるか。 ●トイレット・トレーニングが、開始できそうなレベルか。
発達の偏り	●目立って遅れていたり、とびぬけて進んでいる部分はないか。

身体機能	
主な評価項目	ポイント
反射・反応	●原始反射・姿勢反射が、月齢に応じて出現、または消退しているか。
筋緊張・過敏性	●手足が伸ばしにくかったり、曲げにくかったりしないか。 ●抱き上げるなどの姿勢の変化に対して、身体が反り返ってしまうなど、異常な反応が出ないか。 ●足底を床に着けることを嫌がったり、手を握りしめていることが多くないか。
姿勢	●いつも同じ姿勢をとっていないか。 ●左右対称の姿勢をとっているか。
運動	●片方の手ばかりを使うなど、左右非対称の運動が見られないか。 ●動作は、体幹の回旋を伴っているか。 ●いつも同じ方法で起き上がるなど、運動のバリエーションに乏しくないか。

訪問リハビリテーション

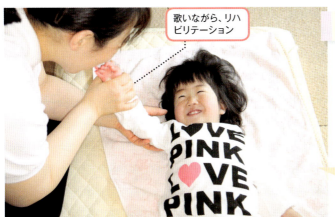

歌いながら、リハビリテーション

遊びを取り入れて、楽しく実施

小児のリハビリテーションは、遊びの中で楽しく身体を動かすことが大切。歌いながら、また玩具で誘導して、自発的な運動や自分ではとらない姿勢を引き出していく。

POINT
- 関節の運動は、歌に合わせて楽しく行う。
- 玩具やボールなどを上手に使い、遊びの中で運動のバリエーションを広げていく。

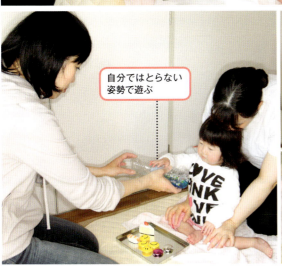

自分ではとらない姿勢で遊ぶ

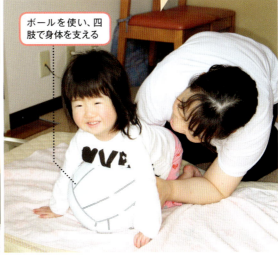

ボールを使い、四肢で身体を支える

家族とともに、リハビリテーション

家族にも、リハビリテーションに積極的に参加してもらう。
いつも患児の側にいる母親など家族とともに行うことが、療育へのモチベーションを高め、日常生活の指導ともなる。

POINT
- 家族と患児とのやりとりを積極的に評価。療育へのモチベーションを高める。

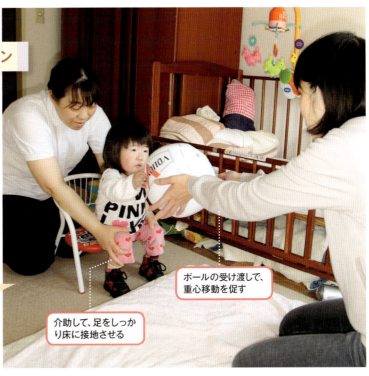

介助して、足をしっかり床に接地させる

ボールの受け渡しで、重心移動を促す

CHAPTER 3

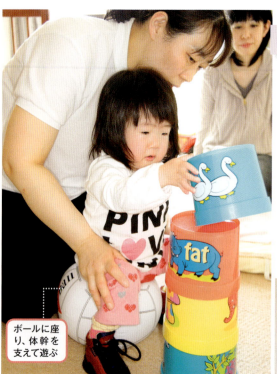

ボールに座り、体幹を支えて遊ぶ

成長・発達の視点でアプローチ

ボール、玩具、大人用の椅子などを使って場面を設定し、立ち上がり、立位といった歩行への準備となる運動を実施する。
絶えず、成長・発達の視点で、健常児との隔たりを比較しながら評価し、アプローチする。

POINT
成長・発達の評価
- 修正月齢を考慮して、成長・発達を評価する。
- 同じ月齢の健常児と、成長・発達の隔たりを比較する。

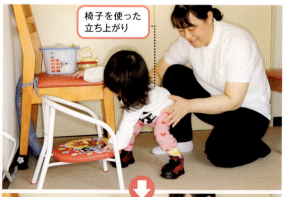

椅子を使った立ち上がり

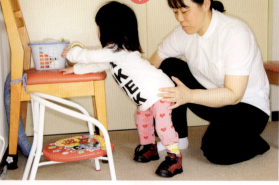

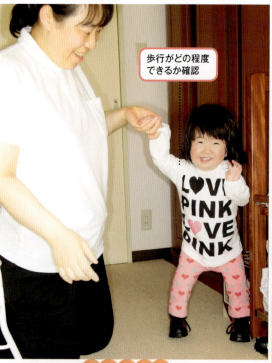

歩行がどの程度できるか確認

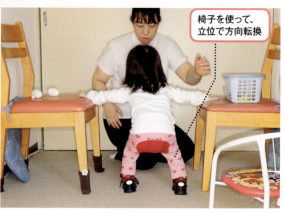

椅子を使って、立位で方向転換

POINT
成長に伴う二次障害を想定
- 小児のリハビリテーションは、常に、成長に伴う二次障害を想定しながらアプローチする必要がある。
- 固定した姿勢、パターン化した運動が、新たな障害を引き起こす場合がある。

CHAPTER 4 在宅における感染管理

在宅医療は、病院とはまったく異なる
療養環境のもとで行われる。
そのため、いまだ確固たるエビデンスを伴った
感染防止策は確立していない。
本章では、"患者さんと家族（介護者）にとっての
わかりやすさ、準備の行いやすさ"にポイントをおき、
在宅における感染防止の具体策を提示する。

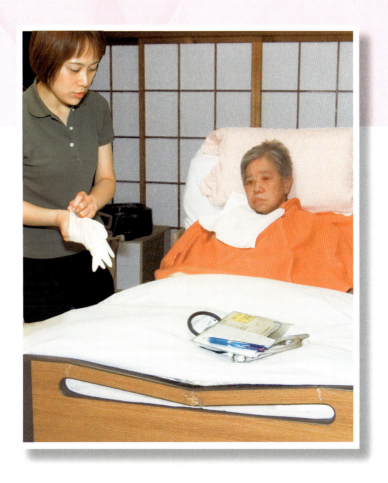

CHAPTER 4
スタンダードプリコーションと感染経路別予防策

感染防止には、すべての患者さんに適応されるスタンダードプリコーションと、特定の病原体の保有が疑われる患者さんに対する感染経路別予防策がある。

スタンダードプリコーションの考え方

あらゆる人の血液、すべての体液・分泌物、汗以外の排泄物、創傷のある皮膚、および粘膜は、感染性があると考えて取り扱う必要がある。

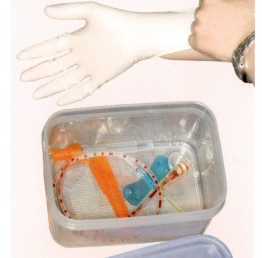
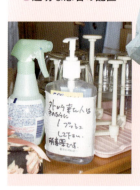

スタンダードプリコーションの具体策

- 手指衛生(手洗い、または手指消毒)
- 防護用具の着用
- 鋭利な器具の取り扱い
- ケアに使用した器材の取り扱い
- 廃棄物の取り扱い
- 周囲環境対策
- 血液媒介病原体対策
- 適切な患者の配置

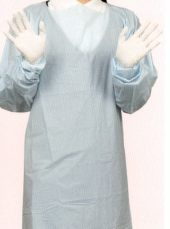

坂本史衣:感染予防の基本 スタンダードプリコーション. これだけは知っておきたい!在宅での感染管理. コミュニティケア5, p43, 2005 より(写真は除く)

感染経路別予防策

接触予防策	飛沫予防策	空気予防策
適応: 皮膚や周囲環境や物品との直接接触により伝播する恐れのある感染管理上重要な微生物による定着か感染が疑われる患者 例: ●多剤耐性菌 ●CD下痢症 ●食中毒菌による下痢症 ●急性ウイルス性結膜炎 ●疥癬、しらみ 　など	適応: 口や鼻から出る飛沫に含まれ、数m以内にいる人の目や鼻、気道の粘膜と接触することで伝播する5ミクロン以上の微生物による定着か感染が疑われる患者 例: ●インフルエンザ ●風疹 ●流行性耳下腺炎 ●髄膜炎菌性髄膜炎 ●髄膜炎菌性肺炎 　など	適応: 口や鼻から出る飛沫が乾燥した後の飛沫核に含まれ、空中を漂い、吸入されることにより伝播する微生物による定着か感染が疑われる患者 例: ●結核 ●麻疹 ●水痘 　など

スタンダードプリコーション
適応:全患者

坂本史衣:感染経路別予防策① 接触予防策〈基本編〉. これだけは知っておきたい!在宅での感染管理. コミュニティケア6, p40, 2005 より

手指衛生は、在宅においても感染管理の基本

手指衛生には、手洗いと手指消毒があり、在宅においても感染防止策の基本である。
ケアや処置の前後には、必ず手洗い、または手指消毒を行う。

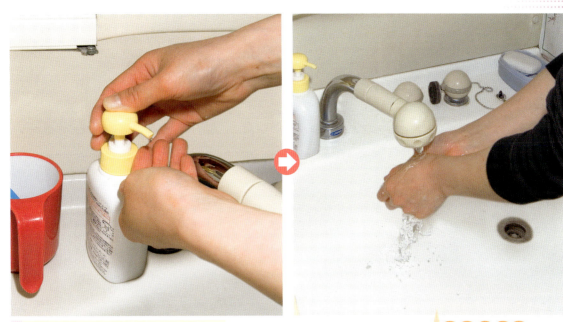

石けんと流水による手洗い

手に目にみえる汚れがある場合は、石けんと流水による手洗いを行う。石けんをよく泡立てて両手を洗い、流水で流す。手洗い後は、よく水分を拭き取る。

POINT
- 手洗いは、目にみえる汚れがある場合に行う。

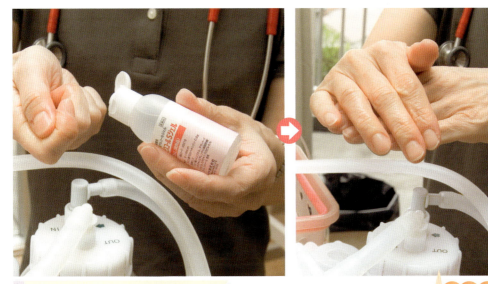

速乾性擦式アルコール製剤

手に目にみえる汚れがない場合は、手指消毒を行う。速乾性擦式アルコール製剤を手にとり、両手にまんべんなく擦り込む。

POINT
- 手指消毒は、目にみえる汚れがない場合に有効である。

CHAPTER 4

処置前

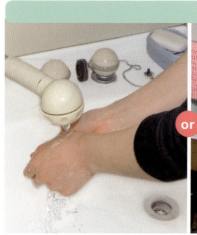 or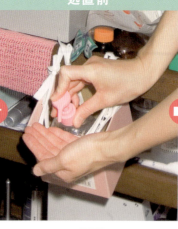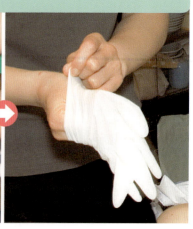

処置中

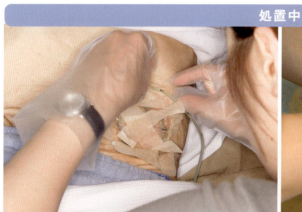 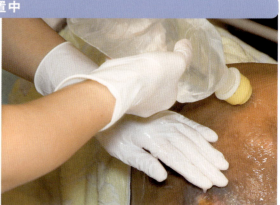

処置後

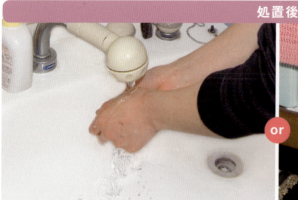 or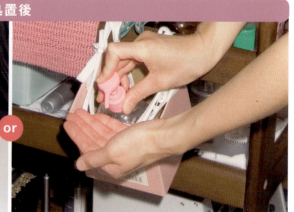

手洗いのタイミング

手洗いは、訪問するお宅についた時点で、まず行う。さらに気管切開部、カテーテル刺入部、褥瘡など、損傷のある部位に触れる前は、手洗いと手袋装着を行う。この際、肉眼的汚れがなければ手指消毒でよい。

処置を行う順番は？

処置は、明らかに感染を起こしていて、滲出液の多い部位を最後に行うことが望ましい。
さらに重要なのは、処置が終了し、手袋を外した後に手洗いまたは手指消毒を確実に行うことである。

在宅における感染管理

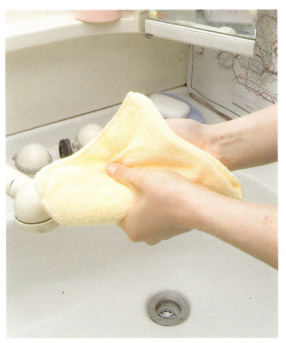

持参するのはペーパータオル、またはタオル（1患者1枚）

基本的には、ペーパータオルを持参する。または、タオルの場合は1患者1枚とする。

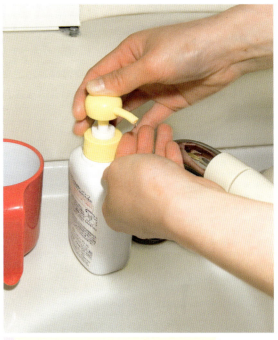

石けんは、どんなものを準備する？

石けんは、固形なら水に浸っていない乾燥したものが望ましい。これが現実的にむずかしいようなら、液体石けんを用意してもらうとよい。

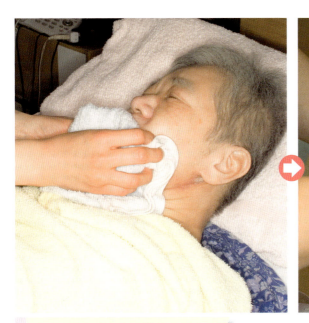

清拭時は手袋が必要？

清拭を行う際は、基本的には手袋を装着せず、素手でよい。ただし、体液・排泄物・粘膜・創傷などに触れる可能性がある部位を清拭する際のみ、手袋を装着する。

POINT

- 体液・排泄物・粘膜・創傷などに触れる可能性がある部位を清拭する時のみ、手袋装着。

CHAPTER 4
接触感染を防止するため、防護用具を活用する

在宅療養では、交差感染のリスクはほとんどない。ただし、デイサービスやショートステイなど、集団の場に出る機会がある場合は注意が必要である。

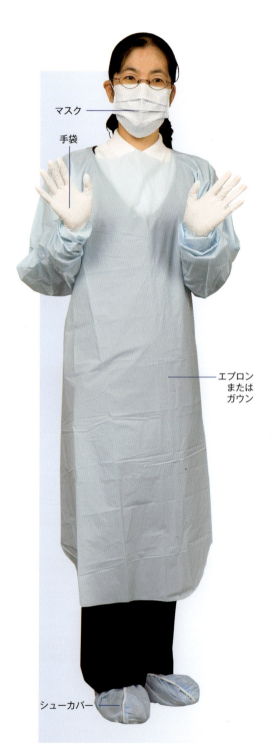

- マスク
- 手袋
- エプロンまたはガウン
- シューカバー

エプロンやガウンを着用する場合

次の場合は、エプロンやガウンを着用する。

① 血液・分泌液などが飛び散る場合。
② 創傷に医療者の体が触れる場合。
③ 角化型（ノルウェー）疥癬の場合。
④ CD 下痢症の場合。

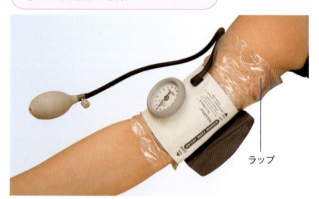

ラップ

血圧計のマンシェットの消毒は

接触予防策が適応される場合は、血圧計のマンシェットも消毒が必要である。皮膚に密着する部分をアルコールで清拭する。あらかじめマンシェットにビニール袋をかぶせたり、腕にラップを巻くなどの方法もある。

角化型（ノルウェー）疥癬の場合

角化型（ノルウェー）疥癬の患者さん宅を訪問する際は、シューカバーを持参する。市販のディスポーザブルタイプのほか、ビニール袋を輪ゴムでとめてもよい。

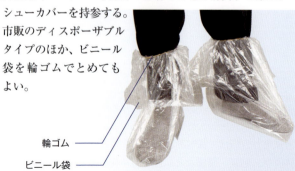

- 輪ゴム
- ビニール袋

予防接種の効果的な活用法、針刺し防止の具体策

患者さんと家族（介護者）、医療者ともに予防接種を有効に活用することが必要。
また、結核や針刺しなど職業感染を防止する。

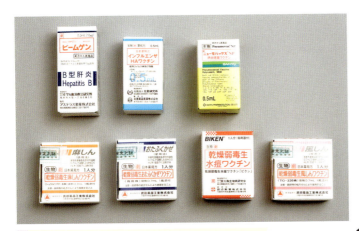

患者さんと家族、医療者とも予防接種を

患者さんと家族（介護者）には、インフルエンザワクチン、特に65歳以上の場合は肺炎球菌ワクチンの接種を勧めたい。インフルエンザワクチンまたは肺炎球菌ワクチンは、年齢や基礎疾患によっては公費補助制度がある。肺炎球菌ワクチンは、1回の接種で5年間有効である。インフルエンザワクチンは毎年接種する。医療従事者は、麻疹・水痘・風疹・流行性耳下腺炎・インフルエンザ・B型肝炎の予防接種を受けておきたい。

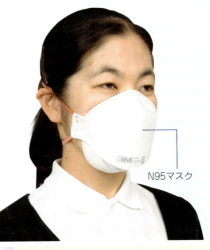

N95マスク

結核の疑いがある場合

患者さんに結核の疑いがあれば、積極的に喀痰検査を実施。看護師はN95マスクを装着する。
N95マスクは、空気感染予防に用いられる微粒子用マスクである。

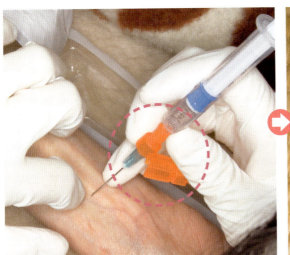

針刺しを防止するために安全器材を使用

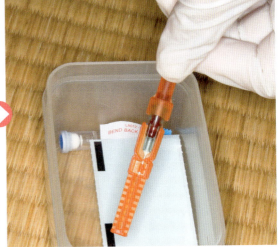

採血などの際、針刺しを防止するためには、安全器材を使用することが望ましい。
針にホルダーをかぶせて保護する器材、ボタンを押すと針が内部に収納される器材などがある。
廃棄の際は、専用の針廃棄容器を使用することが望ましい。

CHAPTER 4

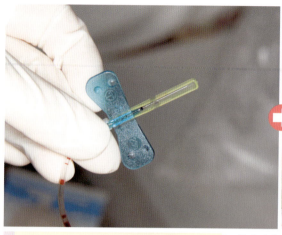
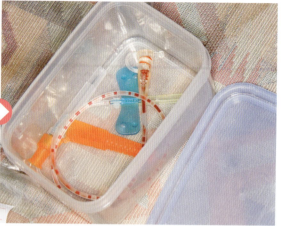

リキャップせずに廃棄

針はリキャップせずに廃棄することが基本である。
この際、針が貫通しない廃棄容器を用意する。
また、針を扱う際は、必ず手袋を着用する。

ケア場面ごとの感染防止のポイントと具体策

日常行うさまざまなケア場面には、感染の危険が常に潜んでいる。
場面ごとの感染防止のポイントを提示する。

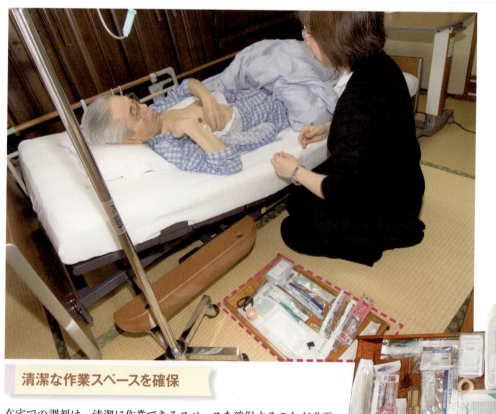

清潔な作業スペースを確保

在宅での調剤は、清潔に作業できるスペースを確保することが必要
である。専用の盆などを準備するのも1つの方法である。

在宅における感染管理

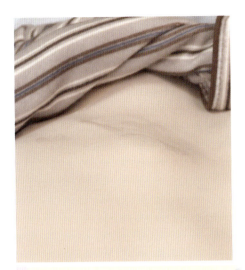

1%クロルヘキシジングルコン酸塩は乾燥させる

1%クロルヘキシジングルコン酸塩塗布後は2分以上、十分に乾くまで待つことで、殺菌効果が発揮される。

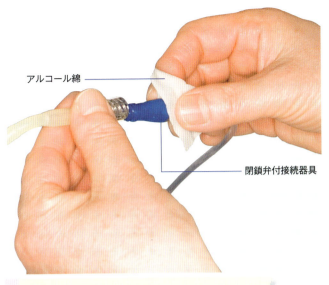

輸液ルートの取り扱い

輸液ルートは、在宅では3日ごと（2回/週）に交換する。三方活栓の消毒にはアルコール綿を用いる。三方活栓は取り扱い回数や個数を最小限にし、できれば閉鎖弁付接続器具を使用したい。

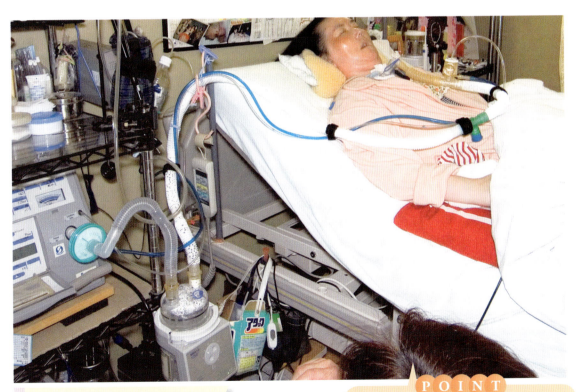

人工呼吸器の回路交換頻度は？

人工呼吸器の回路は、基本的には1か月ごとに交換する。頻回に交換すると感染率が上昇するといわれる。回路が痰で汚染されるなどの不具合が生じた場合は、その都度交換する。

POINT
- 呼吸器回路から検出される細菌は、回路操作時に外部から侵入するのではなく、患者鼻咽頭部に定着している細菌であることが知られている。
- 感染防止には、回路交換よりも、患者への細菌定着と誤嚥を予防したほうが効果的である。

CHAPTER 4

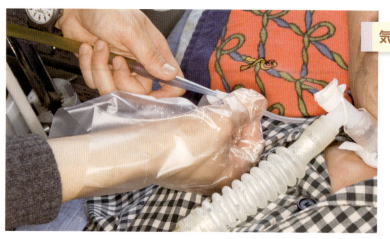

気管内吸引時の手袋装着は？

気管切開部から吸引を行う際は、手指衛生を行い、清潔な未滅菌手袋を装着する。
吸引終了後は手袋を外し、再び手指衛生を行う。

尿路感染防止のために

膀胱留置カテーテルは、閉塞や汚染の状況をアセスメントし、1〜4週間に1回、交換する。
カテーテル接続部の不必要な開放は避け、検体はサンプルポートから採取する。

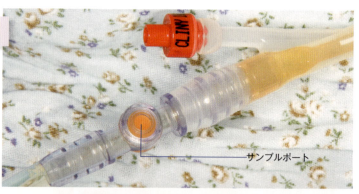

サンプルポート

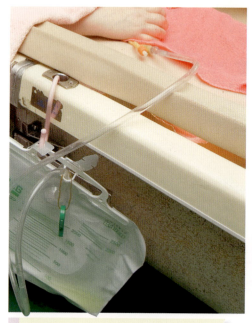

採尿バッグをつけたまま入浴

膀胱留置カテーテル挿入中の患者さんは、入浴時は尿を廃棄して、採尿バッグをつけたまま入浴する。尿路の閉鎖性を保つことが大切である。

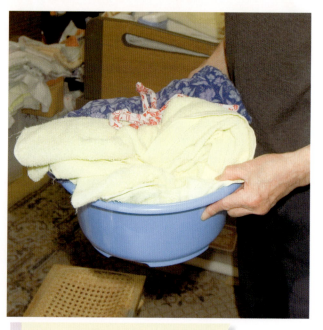

血液・排泄物で汚れたリネン類

血液や排泄物で汚れたリネン類は、大量の汚れがついていなければ、他のリネン類といっしょに洗濯してかまわない。汚れが多い場合は、60度以上の温水、または塩素系漂白剤を含む洗剤で洗う。

在宅における感染管理

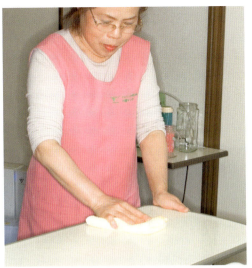

療養環境の清掃は？

療養環境の清掃は、清潔を保持するのに大切である。床や壁などの消毒を行う必要はない。例えば、オーバーテーブルを拭いたり、通常、家庭で行う清掃を実施する。

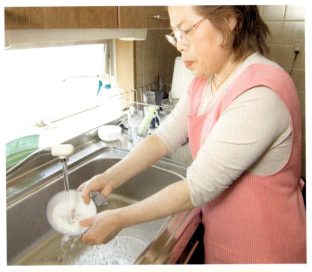

食器は洗浄し、共用してよい

患者さんが使用した食器は、消毒は不要。通常の家庭用洗剤で洗浄する。洗浄後は、家族の食器と区別する必要はない。

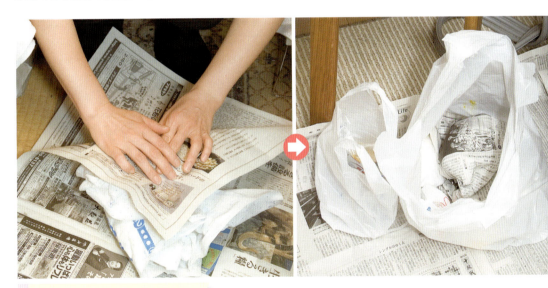

在宅で発生する医療廃棄物

在宅で発生する医療廃棄物は、通常「一般廃棄物」として分類されるが、自治体によって異なるため、問い合わせが必要である。新聞紙に包み、ポリ袋に入れるなどして廃棄する。

使用済みの針の処理

使用済みの針は、ふた付きの耐貫通性の容器に廃棄する。通常、針捨て容器ごと、医療機関や薬局に渡して処理を依頼する。

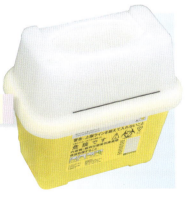

CHAPTER 5 在宅での苦痛緩和と看取り

「最期の時を住み慣れた家で迎えたい」と望む患者さんは多い。
一方、家族にとっては介護の負担、症状
が急変した時の対応など、不安はつきない。
医療チームは、こうした患者さんと家族の想い
に応えるため、痛みをはじめとした苦痛の緩和を図り、
24時間体制で患者さんと家族をサポートしていく。
密なコミュニケーションをとり、患者さんと家族が望む場で
最期を迎えられるよう、予測的判断が求められる。

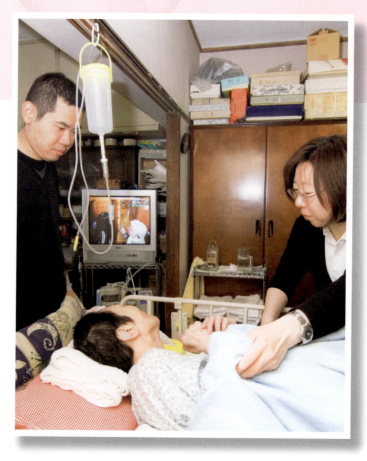

―― 在宅での苦痛緩和と看取り

苦痛緩和では、次の訪問を見越した判断、アセスメントが求められる

在宅では、すぐに対応できる環境にないため、痛みなどへの対応が遅れがちである。
訪問看護師には、苦痛に対するアセスメント能力、予測的に対応する能力が求められる。

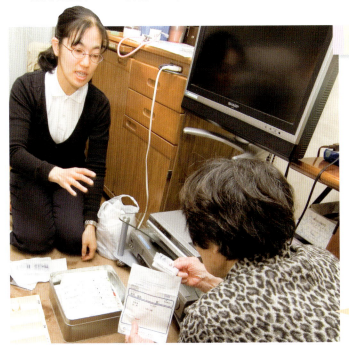

痛みと服薬状況の情報収集の場合

在宅では、病院のように24時間モニタリングすることができないため、痛みの記録をつけてもらうとよい。

記録すること自体が負担となるようなら、痛みが出現した時間と使用した鎮痛薬だけでも記録してもらう。

また、患者さんだけでなく、家族や介護者からの客観的情報も大切である。

判断力がある患者さんに対しては、NRS（Numerical Rating Scale）やFPS（Faces Pain Scale）を用いてもよい。

POINT
- 鎮痛薬の使用時間・回数を把握。
- どこに痛みがあって鎮痛薬を使ったのか、確認。

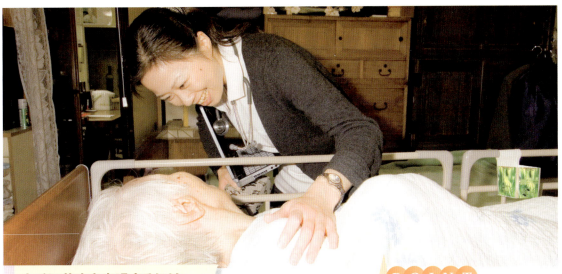

上手に苦痛を表現するには

痛みなどの表現がうまくできない患者さんは多い。日常生活への影響を尋ねたり、比較基準を作って質問するとよい。「痛くない」という患者さんの心の底に、「できれば薬を使いたくない」という思いがあることがあり、家族や介護者の客観的評価も参考にして、痛みなどをアセスメントする。

POINT
痛みなどを表現できるよう援助する場合
日常生活への影響：「眠れますか？」
　　　　　　　　　「お風呂に入る時はどうですか？」
比較基準：「前回訪問した時と比べてどうですか？」
介護者の評価：「じっとして、寝てばかりいるんです」
　　　　　　　「ずっとしかめ面をしていますね」など

CHAPTER 5

効果的な服薬管理を行うために、さまざまな工夫を！

服薬管理を効果的に行うためには、実施しやすいシンプルな方法を選び、服薬時間を忘れにくい工夫をする。

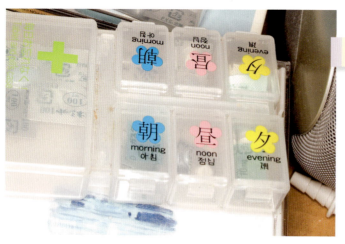

服薬を忘れないために

時間通りに服薬を実施するには、服薬回数を減らすなどシンプルな方法を選択することが必要である。

また、生活パターンに合わせ、忘れにくい時間を設定したり、服薬ボックスや服薬カレンダーを利用するとよい。

鎮痛効果を確実に得るためには、服薬時間を守ることが重要である。

副作用対策・安全対策は、予防的に実施していく

嘔吐・便秘など鎮痛薬の副作用対策、薬の乱用などを防ぐには、予防的な対応が必要である。

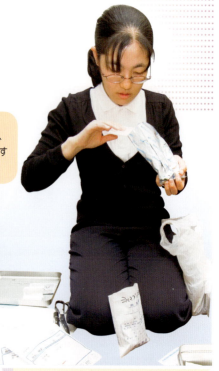

POINT
■「嘔気や便秘がつらい」と、患者さんが鎮痛薬を拒否する場合があるので注意。

副作用の出現を予測して対応

鎮痛薬の副作用として、嘔気・便秘が出現する場合がある。出現には個人差があるが、予防的に制吐薬・下剤などの処方を調整する。

POINT
■ 痛みの出現を恐れ、薬を乱用する場合がある。在宅では麻薬（内服）も患者さんや家族の管理であり、注意が必要。

鎮痛薬を安全に使用するために

急激な鎮痛薬増量により強い傾眠、呼吸抑制などが現れる場合があるため、増量は慎重に行う。高齢者、腎機能が低下している患者さんでは、特に注意が必要である。

在宅での苦痛緩和と看取り

患者さんと家族(介護者)に、症状の変化時や、緊急時の対応を指導

患者さんと家族(介護者)の自己管理能力をアセスメント。
症状の変化や、緊急時の対応について指導する。

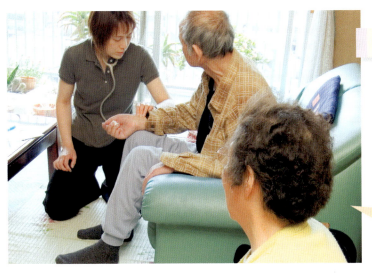

管理能力に応じた指導を

患者さんと家族(介護者)の管理能力をアセスメントし、そのケースに応じた指導を行うことが大切である。観察のポイントや緊急事態への対応を教育する。緊急時には、電話相談を活用してもらう。

POINT
- 患者さんと家族(介護者)の対応をポジティブに評価し、次への自信につなげる。

訪問頻度の調整は柔軟に！チームアプローチでサポート

患者さんと家族(介護者)の管理能力に応じて、訪問頻度を調整。
チームで共通認識を持ち、苦痛緩和をサポートする。

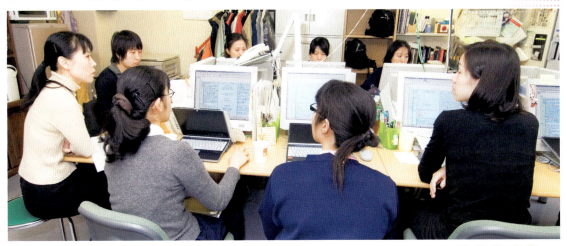

チームアプローチを

効果的に苦痛緩和を実施するには、患者さんの状態、患者さんと家族(介護者)の管理能力や不安などの精神状態に応じて、訪問頻度を査定し、調整することが必要である。
チームカンファレンスを開き、状態に対する共通認識を持つとともに、主治医と情報を共有し、苦痛緩和方法を再検討していく。

POINT
- 訪問看護師の価値観により、症状のとらえ方や教育内容にバラツキが生じないよう、チーム内の統一を図る。

CHAPTER 5

状況により鎮痛薬の持続皮下注射も検討

小型の携帯用ポンプにより微量の鎮痛薬を24時間、持続的に皮下に注入する。

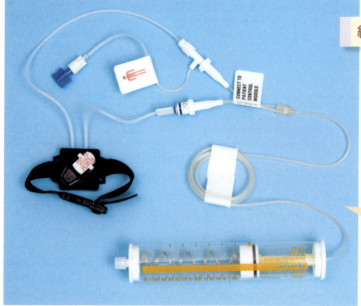

経口投与ができない場合に実施

鎮痛薬の経口投与ができない場合、消化機能低下により経口投与での薬効が期待できない場合に、持続皮下注射を実施する。静脈注射が困難な患者に対しても、実施できる。

POINT
- 在宅では、持続注入器は注入速度が変更できないものもある。また、薬液は取り出せない構造になっている。
- 薬液を充填してから患者宅に持参する。

在宅での終末期ケア、看取りのために調整すべきこと

在宅終末期ケアでは、患者さんの苦痛を緩和するとともに介護体制をサポートし、予測的に柔軟な対応をとることが必要である。

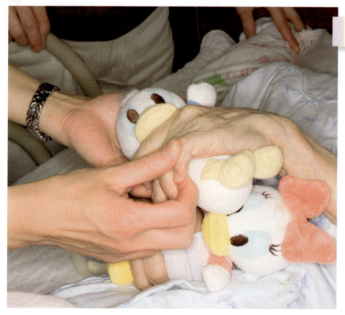

最期の時をサポートするために

在宅終末期ケアで重要なことは、まず痛みをはじめ、嘔気・呼吸困難など身体的苦痛を緩和すること。それには、予測的対応が重要である。
また、家族が最期まで患者さんに寄り添えるよう介護体制を調整し、死の受容をサポートする。
医療従事者や介護職など、多職種協働のなかで、24時間体制で患者さんと家族を支えていく。チームは患者・家族と密なコミュニケーションをとり、場合によっては医療従事者は入院も可能な体制を整える。
患者さんと家族が望む療養の場で、最期を迎えることができるよう準備しておきたい。

参考文献

CHAPTER 1 訪問看護とは

1) 杉本正子, 眞舩拓子編集：在宅看護論 実践をことばに 第4版. ヌーヴェルヒロカワ, 2006.
2) 眞舩拓子, 杉本正子編集：ナースのための地域看護概論 看護の継続性をめざして 第4版. ヌーヴェルヒロカワ, 2006.
3) 押川真喜子責任編集：最新 訪問看護研修テキスト ステップ2 2.在宅輸液管理. 日本看護協会出版会, 2005.
4) 日本看護協会：看護者の倫理綱領. 2003.
5) 川越博美, 山崎摩耶, 佐藤美穂子編集：最新 訪問看護研修テキスト ステップ1. 日本看護協会出版会, 2005.
6) 全国訪問看護事業協会監修, 川越博美, 長江弘子編集：早期退院連携ガイドラインの活用 退院する患者・家族を支援するために. 日本看護協会出版会, 2006.

ビデオ

1) 押川真喜子監修：訪問看護ビデオシリーズ. インターメディカ, 2000.

CHAPTER 2 訪問看護の基本手技

【褥瘡のケア】

1) 佐藤エキ子編著：褥創ケア 予防・治療・在宅ケア. へるす出版, 1998.
2) 真田弘美編集：最新 褥瘡ケア用品ガイド 2002 - 2003年版. 照林社, 2002.
3) 岡崎美智子, 小田正枝編著：看護技術実習ガイド2 在宅看護技術 その手順と指導のポイント. メヂカルフレンド社, 1998.
4) 穴澤貞夫, 大村裕子監修：エキスパートナースMOOK15 カラー版 よくわかるスキンケア・マニュアル. 照林社, 1993.
5) 村上美好監修：写真でわかる基礎看護技術①. インターメディカ, 2005.

ビデオ

1) 押川真喜子監修：訪問看護ビデオシリーズ. インターメディカ, 2000.

参考文献

【膀胱留置カテーテル】

1) 村上美好監修：写真でわかる基礎看護技術①. インターメディカ, p125 - 132,133 - 145, 2005.
2) 坂本史衣, 押川真喜子, 西田志穂：これだけは知っておきたい! 在宅での感染管理 尿道カテーテル関連尿路感染予防策. コミュニティケア 8(3) :36 - 39, 2006.
3) 瀬戸正子, 後閑容子, 佐々木かほる編著：これから現場に出る人のための在宅看護ガイド. 日総研出版, p275 - 284, 2000.

【在宅経管栄養法】

1) 村上美好監修：写真でわかる基礎看護技術①. インターメディカ, p87 - 99, 2005.
2) 延近久子：エキスパートナースMOOK4 わかりやすい看護処置マニュアル. 照林社, p96 - 101,1988.
3) 瀬戸正子, 後閑容子, 佐々木かほる編著：これから現場に出る人のための在宅看護ガイド. 日総研出版, p225 - 233, 2000.

ビデオ
1) 押川真喜子監修：訪問看護ビデオシリーズ. ④在宅経管栄養法, インターメディカ, 2000.

【在宅中心静脈栄養法】

1) 日本静脈・経腸栄養研究会編集：静脈・経腸栄養ガイドライン. へるす出版, 1998.
2) 聖路加国際病院看護手順検討会作成：中心静脈カテーテル法, 体内埋め込み式薬液与薬システム. 2004.
3) 聖路加国際病院リスクマネジメント委員会作成：ヘパリンロック実施マニュアル. 2006.

ビデオ
1) 押川真喜子監修：訪問看護ビデオシリーズ. ⑤在宅中心静脈栄養法. インターメディカ, 2000.

【在宅静脈注射】

1) 平成14年度 静脈注射の実施に関する検討プロジェクト：静脈注射の実施に関する指針. 日本看護協会, 2003.
2) 全国訪問看護事業協会, 日本訪問看護振興財団：訪問看護における静脈注射実施に関するガイドライン. 2004.
3) 村上美好監修：写真でわかる臨床看護技術. インターメディカ, p6, 2004.

【在宅酸素療法】

1) 日野原重明, 阿部正和, 他：バイタルサイン そのとらえ方とケアへの生かし方. 医学書院, 1980.
2) クリス・ハラ, エドワード・モーガン著, 芳賀敏彦日本語監修：自分でできる呼吸リハビリテーション. 慢性呼吸障害のある人のいきいき生活マニュアル. 照林社, 1994.
3) 堀江孝至, 木下由美子編集：在宅酸素療法ガイドブック. 医学書院, 1990.
4) 聖路加国際病院発行パンフレット：在宅酸素療法をお受けになる方へ.

ビデオ
1) 押川真喜子監修：訪問看護ビデオシリーズ. ⑥在宅酸素療法, インターメディカ, 2000.

【在宅人工呼吸療法(マスク)】

1) 丸川征四郎監修：急性期NPPV 実践マニュアル. メディカルレビュー社, 2006.
2) 蝶名林直彦編集：NPPVハンドブック. 医学書院, 2006.
3) 鈴木正之：集中治療 10(3)：273 - 281, 1998.
4) 非侵襲的換気療法研究会：慢性呼吸不全に対する非侵襲的換気療法ガイドライン. Therapeutic Research 25(1)：7 - 9,12 - 24,30 - 40, 2004.
5) 田邊政裕編：診察と手技がみえる Vol.1. メディックメディア, p64 - 85, 2005.
6) 坪井良子監修：Ⅰ呼吸器系疾患患者の看護. 成人看護学(Ⅱ). 看護学サマリー 第3巻. 学習研究社, p23, 1991.

参考文献

7) TEIJIN オートセットCS説明書. 帝人ファーマ(株), 2011.

ビデオ

1) 押川真喜子監修：退院指導ビデオシリーズ ⑤在宅人工呼吸療法[2] 鼻マスク療法 非侵襲的陽圧換気療法. インターメディカ, 2002.

【在宅人工呼吸療法(気管切開)】

1) 村上美好監修：写真でわかる臨床看護技術. インターメディカ, p72 - 82, 92 - 103, 2004.
2) 坂本史衣, 押川真喜子, 西田志穂：これだけは知っておきたい! 在宅での感染管理 第12回 人工呼吸器関連肺炎予防策. コミュニティケア 8(4)：30 - 33, 2006.
3) 富加見美智子：もう一度見直す住宅における専門知識と技術 SRアカデミー在宅人工呼吸療法コース, フジ・アールシー.
4) 田中健彦：JNNブックス 呼吸器疾患ナーシング. 医学書院, p22 - 25, 1994.

ビデオ

1) 押川真喜子監修：退院指導ビデオシリーズ ④在宅人工呼吸療法 [1] 気管切開. インターメディカ, 2002.

CHAPTER 4 | 在宅における感染管理

1) 坂本史衣, 押川真喜子, 西田志穂：これだけは知っておきたい! 在宅での感染管理 第2回 感染予防の基本 スタンダード・プリコーション. コミュニティケア 7(5)：42 - 45, 2005.
2) 坂本史衣, 押川真喜子, 西田志穂：これだけは知っておきたい! 在宅での感染管理 第3回 感染経路別予防策① 接触予防策〈基本編〉. コミュニティケア 7(7)：40 - 42, 2005.

3) 坂本史衣, 押川真喜子, 西田志穂：これだけは知っておきたい! 在宅での感染管理 第 7回 飛沫予防策のポイント. コミュニティケア 7(11):58 - 61, 2005.

4) 坂本史衣, 押川真喜子, 西田志穂：これだけは知っておきたい! 在宅での感染管理 第 8回 空気予防策のポイント. コミュニティケア 7(13):40 - 43, 2005.

5) 坂本史衣, 押川真喜子, 西田志穂：これだけは知っておきたい! 在宅での感染管理 第 9回 職業感染予防策のポイント － 針刺し·切創·汚染と結核への対応. コミュニティ ケア 7(14):44 - 47, 2005.

6) 坂本史衣, 押川真喜子, 西田志穂：これだけは知っておきたい! 在宅での感染管理 第 10回 血管留置カテーテル関連血流感染予防策のポイント. コミュニティケア 8(1) :30 - 33, 2006.

7) 坂本史衣, 押川真喜子, 西田志穂：これだけは知っておきたい! 在宅での感染管理 第 13回 日常生活に関する感染予防策～食事·洗濯·清掃·廃棄物について. コミュニテ ィケア 8(5):30 - 33, 2006.

CHAPTER 5 在宅での苦痛緩和と看取り

1) 岡田美賀子, 梅田恵, 桐山靖代編著：別冊「ナーシング·トゥデイ」13 最新ナースによ るナースのためのがん患者のペインマネジメント. 日本看護協会出版会, 1999.

2) 水口公信, 岡田美賀子編集：エビデンスに基づくがん疼痛マネジメント. イービー·ナ ーシング 5(2), 2005.

3) 的場元弘：がん疼痛治療のレシピ 2004年版. 春秋社, 2004.

新訂版 写真でわかる

訪問看護 アドバンス

訪問看護の世界を写真と動画で学ぶ！

2020年 1月 20日 初版 第1刷発行

[監　修] 押川真喜子

[発行人] 赤土正幸

[発行所] 株式会社インターメディカ

　　　　　〒 102-0072　東京都千代田区飯田橋 2-14-2

　　　　　TEL.03-3234-9559　FAX.03-3239-3066

　　　　　URL　http://www.intermedica.co.jp

[印　刷] 図書印刷株式会社

[デザイン・DTP] 真野デザイン事務所

ISBN978-4-89996-411-7

定価はカバーに表示してあります。

本書の内容（本文、図表、写真、イラストなど）を、当社および著作権者の許可なく無断複製する行為（複写、スキャン、デジタルデータ化、翻訳、データベースへの入力、インターネットへの掲載など）は、「私的使用のための複製」などの著作権法上の例外を除き、禁じられています。病院や施設などにおいて、業務上使用する目的で上記の行為を行うことは、その使用範囲が内部に限定されるものであっても、「私的使用」の範囲に含まれず、違法です。また、本書を代行業者などの第三者に依頼して上記の行為を行うことは、個人や家庭内での利用であっても一切認められておりません。